Eva Marbach

Heilkräuter Hausapotheke

Die wichtigsten Heilpflanzen für die Anwendung zu Hause

EMV

Heilkräuter können bei zahlreichen Gesundheitsbeschwerden helfen. Unter den bekannten Heilpflanzen gibt es einige, deren Heilwirkung so vielfältig ist, dass man schon mit wenigen Heilkräutern seine Hausapotheke ausstatten kann. Diese Heilkräuter wirken mild und nebenwirkungsarm. Daher eignen sie sich gut zur Selbstbehandlung.

In diesem Buch werden zwölf bekannte und wichtige Heilpflanzen ausführlich vorgestellt. Zahlreiche weitere wertvolle Heilpflanzen werden kurz beschrieben. In bebilderten Rezepten lernen Sie, wie Teemischungen zusammengestellt, Tinkturen und Salben zubereitet werden. So können Sie sich Ihre Hausapotheke selbst herstellen. Für viele Krankheiten finden Sie Anleitungen zur gezielten Anwendung der Kräutermedizin.

Haftungsausschluss / Disclaimer

Dieses Buch kann nicht den Arzt ersetzen. Suchen Sie bei unklaren oder heftigen Beschwerden unbedingt einen Arzt auf!

Für Gesundheitstipps und Rezepte auf diesen Seiten übernehmen wir keine Haftung!

Über die Autorin:

Eva Marbach, Jahrgang 1962, ist seit 1989 Heilpraktikerin. Im vorliegenden Buch widmet sie sich den Heilpflanzen, die ihr als Kräuterheilkundige sehr am Herzen liegen. Im Internet schreibt und betreut Eva Marbach zahlreiche Webseiten zu Gesundheitsthemen und Heilkräutern.

Eva Marbach

Heilkräuter Hausapotheke

Die wichtigsten Heilpflanzen
für die Anwendung zu Hause

Eva Marbach Verlag

Bibliografische Information der Deutschen Nationalbibliothek

Die Deutsche Nationalbibliothek verzeichnet diese Publikation in der Deutschen Nationalbibliografie; detaillierte bibliografische Daten sind im Internet über http://dnb.d-nb.de abrufbar.

Originalausgabe

Eva Marbach Verlag, Breisach

http://eva-marbach.com

Umschlaggestaltung: Eva Marbach

Herstellung: Books on Demand GmbH, Norderstedt

Printed in Germany

ISBN-10: 3-938764-20-1
ISBN-13: 978-3-938764-20-6

Inhaltsverzeichnis

Heilpflanzen

Heilkräuter werden seit Menschengedenken zur Heilung von Gesundheitsbeschwerden eingesetzt.

Häufig können sie verblüffend gut gegen Alltagskrankheiten, aber auch gegen hartnäckige chronische Erkrankungen helfen.

Die moderne Pflanzenheilkunde, Phytotherapie genannt, hat in medizinischen Studien für einige Heilpflanzen eine messbare medizinische Heilwirkung bewiesen.

Die meisten Erkenntnisse über Heilpflanzen stammen aber aus der Tradition der Volksheilkunde. Hier vermischen sich oft solide Erfahrungen mit hoffnungsvollen Mythen.

Für die Selbstbehandlung in der Familie gibt es zahlreiche Heilpflanzen, die ihre Wirkung seit Jahrtausenden unter Beweis gestellt haben. Man kann diese Heilpflanzen zur Linderung ungefährlicher Erkrankungen, wie beispielsweise Erkältungen oder einfache Magenverstimmungen einsetzen.

Damit man für den Fall der Fälle vorbereitet ist, kann man sich mit einigen wichtigen Heilpflanzen eine Hausapotheke zusammenstellen.

Welche Heilkräuter sich für die Hausapotheke eignen, wie man sie anwendet und bei welchen Beschwerden sie helfen, wird in diesem Buch beschrieben.

Bei der Beschreibung häufiger Erkrankungen wird zudem erklärt, wann die Grenzen der Selbstbehandlung erreicht sind, und man einen Arzt aufsuchen sollte.

Warum Heilpflanzen?

Angesichts der unzähligen Medikamente, die die Medizin heutzutage für alle Arten von Krankheiten zu bieten hat, kann man sich fragen, warum man auch heute noch Heilpflanzen verwenden sollte.

Für die Anwendung von Heilpflanzen sprechen eine Menge Gründe.

Mit den meisten Heilkräutern hat man milde Heilmittel zur Hand, die auf natürliche Weise die Selbstheilungskräfte stärken und Gesundheitsbeschwerden heilen oder lindern können.

Heilkräuter eignen sich sehr gut zur Selbstbehandlung, vor allem bei Alltagskrankheiten, die in jeder Familie immer wieder auftreten können.

Wenn Sie wollen, können Sie Heilpflanzen selber sammeln oder im Garten anbauen. Nach der Ernte können Sie sie selbst zu Teemischungen, Tinkturen, Sirup oder Salben weiterverarbeiten. Dadurch werden Sie aktiv und haben Ihre medizinische Versorgung selbst in der Hand.

Nutzen und Grenzen

Wer kennt ihn nicht, den Satz „gegen jede Krankheit ist ein Kraut gewachsen."?

In gewisser Weise stimmt diese Aussage sogar, denn die mögliche Anwendung der Heilpflanzen geht weit über harmlose Alltagserkrankungen hinaus.

Bevor die Schulmedizin chemische Medikamente erfand, waren die Menschen auf die Wirkung der Heilpflanzen angewiesen, denn es gab keine Alternativen. Auch heute noch stellen Wirkstoffe aus Pflanzen die Grundlage für viele der chemischen Medikamente dar, beispielsweise Digitalis, der Wirkstoff des giftigen Fingerhutes, der auch heutzutage noch gegen Herzschwäche eingesetzt wird.

Starke Pflanzenwirkstoffe haben aber meistens nicht nur starke Wirkungen, sondern auch starke Nebenwirkungen. In hoher Dosis sind sie häufig giftig. Daher ist es wichtig, solche starken Pflanzenwirkstoffe als pharmazeutisch aufbereitetes Medikament anzuwenden. Nur so kann man die Gefahren durch die Giftigkeit der Wirkstoffe auf ein Minimum reduzieren.

Etliche stärkere Beschwerden können durch moderne Medikamente auch besser und schonender behandelt werden als durch traditionelle Heilpflanzen. Bei starken Schmerzen beispielsweise, reicht die schmerzstillende Wirkung der Weidenrinde nicht aus, aber die suchtfördernde, starke Wirkung des Mohns wäre übertrieben schädlich. Hier kann ein mittelstarkes Schmerzmittel effektiver und ungefährlicher wirken.

Einige Pflanzenheilkundler behaupten, dass Heilpflanzen immer nur Gutes bewirken können, weil sie natürlich sind. In der Praxis ist dies jedoch leider nicht zutreffend, denn falsch angewendet, können vor allem starke Heilpflanzen durchaus Schaden anrichten.

Bei der richtigen Anwendung, und vor allem, wenn man sich auf ungiftige Heilpflanzen beschränkt, wirken Heilpflanzen jedoch im Allgemeinen sanft und schonend.

Zwölf wichtige Heilpflanzen

Die Anwendungstipps dieser Heilkräuter-Hausapotheke beziehen sich im Wesentlichen auf zwölf wichtige Heilkräuter.

Diese zwölf Heilpflanzen werden ausführlich vorgestellt, damit Sie sie gut kennenlernen können. Mit dem Wissen über diese zwölf Heilpflanzen haben Sie jederzeit ein passendes Kraut zur Hand, um zahlreiche Gesundheitsbeschwerden zu lindern.

Die zwölf vorgestellten Heilkräuter stellen die Basis Ihrer Hausapotheke dar. Sie können die Kräuter als getrocknete Pflanze für Tee, als Tinktur, Ölauszug, Salbe oder Fertigpräparat in Ihrer Hausapotheke aufbewahren.

Angesichts tausender heilkräftiger Pflanzen war es nicht einfach, zwölf davon als besonders wichtig auszuwählen. Je nach Gesichtspunkt hätte man auch ganz andere Heilpflanzen auswählen können.

Folgende Kriterien wurden bei der Auswahl der zwölf wichtigen Heilpflanzen berücksichtigt:

- Die Heilpflanzen sollten vielseitig einsetzbar sein.
- Sie sollten leicht erhältlich sein, sowohl in Apotheken als auch im Handel.
- Es sollte sich um Pflanzen handeln, die in Mitteleuropa gedeihen, damit man sie auch im Garten anbauen kann.
- Bevorzugt wurden Pflanzen, die in Mitteleuropa auch wild wachsen.
- Die ausgewählten Heilpflanzen sollten ungiftig sein.

Für folgende Pflanzen haben wir uns entschieden:

- Baldrian
- Brennnessel
- Fenchel
- Johanniskraut
- Kamille
- Melisse
- Pfefferminze
- Ringelblume
- Salbei
- Schafgarbe
- Spitzwegerich
- Thymian

Baldrian

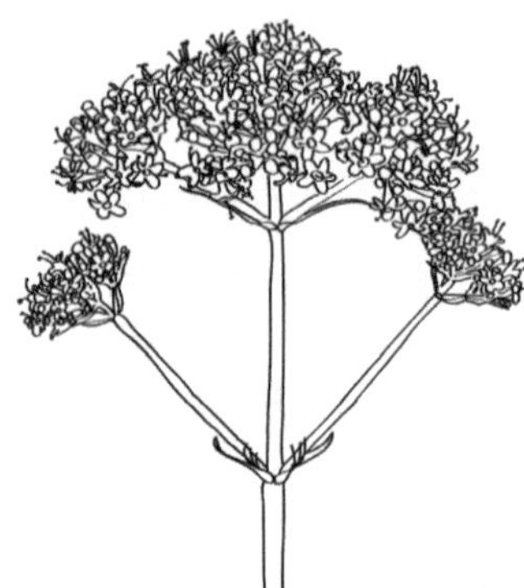

Der Baldrian ist eine altbekannte Heilpflanze zur Behandlung von Schlafstörungen und Unruhe.

Seine Wirkung ist mild, sodass man sich sanft entspannt und dann ruhig einschlummert. Sogar tagsüber kann man den Baldrian in geringen Mengen einnehmen, denn in kleiner Dosis macht er nicht müde, sondern wirkt leicht entspannend.

Nicht nur gegen Schlaflosigkeit kann man den Baldrian einsetzen, sondern immer dann, wenn Verkrampfungen und Hektik krank machen. Baldrian hilft also auch bei Reizmagen, Spannungskopfschmerzen, Prüfungsangst und ähnlichen Gesundheitsbeschwerden. Dadurch wird der Baldrian trotz engem Wirkungsspektrum sehr vielseitig in der Anwendung.

Steckbrief

Wissenschaftlicher Name:	Valeriana officinalis
Pflanzenfamilie:	Baldriangewächse - Valerianaceae
Andere Namen:	Elfenkraut, Katzenkraut, Mondwurz
Wichtige Inhaltstoffe:	Ätherische Öle, Valerensäure, Sesquiterpene, Arnikaflavon, Hydrophile Lignane, Bitterstoffe, Gerbstoffe, Harz, Alkaloide
Verwendete Teile:	Wurzeln, evtl. Blüten
Zubereitungsformen:	Tee, Tinktur, Tabletten
Bezugsquellen:	Natur, Garten, Apotheke, Läden
Sammelzeit:	Wurzeln: Oktober, Blüten: Juli/August
Wirkungen:	Beruhigend, entspannend, konzentrationsfördernd, krampflösend
Haupt-Anwendungen:	Schlaflosigkeit, Nervosität

Anwendungsgebiete

Die Anwendungsgebiete des Baldrians ergeben sich aus der beruhigenden und entkrampfenden Wirkung.

Nachfolgend die wichtigsten Einsatzgebiete für den Baldrian:

- Blähungen
- Bluthochdruck
- Darmkrämpfe
- Gallenbeschwerden
- Gastritis
- Kopfschmerzen
- Krämpfe
- Magenkrämpfe
- Magenschleimhautentzündung
- Migräne
- Nervöse Herzbeschwerden
- Nervosität
- Neurodermitis
- Prüfungsangst
- Reizblase
- Rückenschmerzen
- Schilddrüsenüberfunktion
- Schlafstörungen
- Unruhe
- Verspannungen
- Wechseljahrsbeschwerden

In der Volksmedizin wird der Baldrian auch bei Augenerkrankungen zur Stärkung der Augen eingesetzt. Die augenstärkende Wirkung ist jedoch nicht durch Studien belegt.

Anwendung

Den Baldrian kann man wahlweise als Tee, Tinktur oder als Tabletten anwenden.

Bei der Aufbewahrung der Baldrian-Wurzel sollte man beachten, dass sie stark riecht. Manche mögen den Geruch und andere nicht. Damit der Geruch des Baldrians andere Kräutervorräte nicht ansteckt, bewahrt man die Baldrianwurzeln am besten in einer zusätzlichen, gut verschlossenen Plastiktüte oder einem Glas auf.

Baldrian-Wurzel als Tee

Am besten wirkt der Baldrian-Tee als Kaltauszug.

Dazu übergießt man morgens 2 Teelöffel getrocknete oder frische Baldrianwurzel mit einer Tasse kaltem Wasser und bedeckt das Gefäß. Diese Mischung lässt man den ganzen Tag lang stehen. Abends, bzw. nach 8-12 Stunden, seiht man den Baldrian-Tee ab und erwärmt ihn auf Trinktemperatur.

Dann trinkt man den Baldrian-Tee langsam in kleinen Schlucken.

In Teemischungen oder wenn man es eilig hat, kann man Baldrian auch als normalen Aufguss zubereiten und den Tee zwischen 10 und 15 Minuten ziehen lassen.

Alternativ kann man auch aus den Blüten einen Tee zubereiten. Da man die Blüten kaum kaufen kann, muss man sie jedoch selber sammeln.

Wenn man Baldrian-Tee als Einschlafhilfe einsetzen will, trinkt man ihn am besten abends, etwa eine bis eine halbe Stunde vor dem Einschlafen.

Bei Dauerbeschwerden, wie Bluthochdruck, Nervosität oder Neurodermitis, trinkt man den Baldrian-Tee über maximal sechs Wochen lang drei mal täglich. Bei akuten Beschwerden, wie Kopfschmerzen und krampfartigen Beschwerden trinkt man den Baldrian-Tee nach Bedarf.

Der Einsatz des Baldrians als Tee hat den Vorteil, dass man durch das langsame Trinken bereits eine gewisse entspannende Wirkung erlebt. Daher kann der Baldrian seine Wirkung in dieser Zubereitungsform besonders gut entfalten.

Der Baldrian ist auch ein wichtiger Bestandteil zahlreicher Entspannungs-Teemischungen. In diesen Mischungen wird er meistens mit anderen beruhigenden Heilkräutern kombiniert, z.B. Melisse, Hopfen, Passionsblume, Johanniskraut.

In diesem Buch finden Sie Teemischungen, die Baldrian enthalten:

- Blähungs-Tee auf Seite 93
- Beruhigungs-Tee auf Seite 95
- Muskelentkrampfungs-Tee auf Seite 95

Baldrian-Wurzel als Tinktur

Beliebt ist auch die Anwendung des Baldrians als Tinktur. So hat man ihn immer zur Hand, wenn man ihn braucht. Baldrian-Tinktur kann man als Baldrian-Tropfen in Apotheken kaufen. Wer will, kann sich eine Tinktur selbst herstellen (siehe Seite 104).

Von der Baldrian-Tinktur nimmt man abends oder bei Bedarf ein bis zwei Teelöffel ein, am besten verdünnt mit Wasser.

Baldrian-Wurzel als Tablette oder Dragees

In Apotheken, Drogerien und Supermärkten kann man zahlreiche Baldrian-Präparate finden.

Als Tablette oder Dragee kann man den Baldrian bequem anwenden, ohne extra einen Tee zubereiten zu müssen.

Man erhält die Baldrian-Mittel in unterschiedlichen Dosierungen vom Einsatz gegen leichte Unruhe bis hin zu stärkeren Schlafbeschwerden.

Häufig wird der Baldrian in den Fertigpräparaten mit anderen, gleichsinnig wirkenden, Heilpflanzen kombiniert.

Besonders beliebt ist die Mischung mit Hopfen. Für Frauen, die unter PMS leiden oder zu Beginn der Wechseljahre ist Hopfen jedoch ungünstig, weil er wegen seines Östrogengehaltes eine Östrogendominanz verstärken kann. Das würde zu verstärkten Schlafstörungen und Reizbarkeit führen, anstatt zu einer Linderung derselben.

Baldrian-Blüten als Schlafkissen

Die zarten Baldrian-Blüten kann man in Form eines Kräuterkissens als Einschlafhilfe verwenden. Dazu füllt man getrocknete Baldrian-Blüten in einen kleinen (selbstgenähten) Kissenbezug aus Stoff. Zur Ergänzung der Wirkung kann man zusätzlich Lavendelblüten, Melisse und Hopfenzapfen in das Kissen füllen. Das Kissen legt man im Bett neben das Kopfkissen, um den sanften Duft einatmen zu können.

Pflanzenbeschreibung

Der echte Baldrian ist in fast ganz Europa heimisch. Er wächst bevorzugt an Waldrändern und häufig auch an den Ufern von Bächen und Gräben.

Baldrian ist eine mehrjährige Pflanze, die bis zu 2 Meter hoch wird.

Im Frühjahr wachsen unpaarig gefiederte Blätter aus dem Wurzelstock. Diese Blätter sind meistens gesägt und werden bis zu 20 cm lang.

Im späten Frühling bis Sommer wächst der gefurchte, hohle, teilweise verzweigte Blütenstengel hoch. Am oberen Ende der Stengel entfalten sich zwischen Juni und August die hellrosa farbenen Blüten, die in einer Trugdolde stehen.

Die Blüten duften sanft und süß. Der Geruch der Wurzeln wird von vielen Menschen als unangenehm empfunden, vor allem wenn sie nach der Trocknung stark riechen. Ganz anders geht es den Katzen, die den Baldrianduft lieben und ganz verrückt nach ihm sind.

Brennnessel

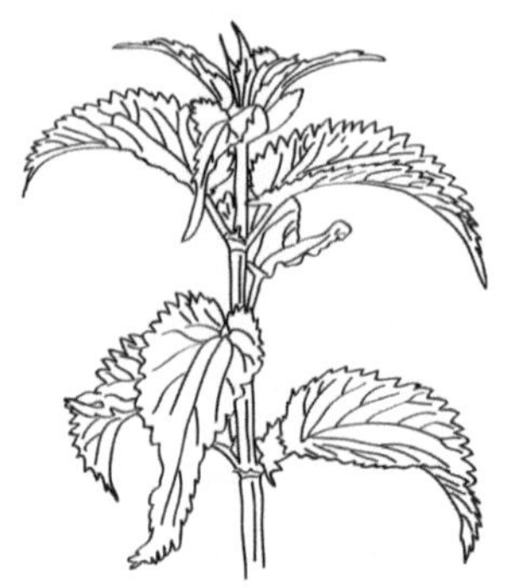

Schon kleine Kinder lernen die Brennnessel zu fürchten, weil der Kontakt mit ihren Brennhaaren schmerzhafte Quaddeln auf der Haut hinterlässt.

Gartenbesitzer ärgern sich häufig über die Brennnessel, denn sie breitet sich gerne in Gärten aus, bevorzugt an Stellen, um die man sich nur wenig kümmert. Sie lässt sich nur sehr ungern wieder von dort vertreiben und wehrt sich mit all ihren Brennhaaren.

Als Heilpflanze ist die Brennnessel jedoch sehr nützlich, denn sie hilft bei der Entgiftung des Körpers. Sie fördert die Ausscheidung der Stoffwechsel-Abfallstoffe und stärkt den Körper durch Vitamine und reichlich Eisen.

Bei Entzündungen oder Schwäche der Harnorgane wirkt sie fördernd auf die Harnproduktion und außerdem entzündungshemmend.

Steckbrief

Wissenschaftlicher Name:	Urtica dioica
Pflanzenfamilie:	Brennnesselgewächse - Urticaceae
Andere Namen:	Donnernessel, Große Nessel, Hanfnessel, Nettel, Saunessel
Wichtige Inhaltstoffe:	Nesselgift mit Histamin, Acetylcholin, Serotonin, außerdem Flavonoide, Vitamin C, Eisen
Verwendete Teile:	Das ganze Kraut, Samen, Wurzel
Zubereitungsformen:	Tee, Tinktur, Tabletten
Bezugsquellen:	Natur, Garten, Apotheke, Läden
Sammelzeit:	März bis August, Samen: Frühherbst
Wirkungen:	Blutreinigend, blutbildend, entzündungshemmend, harntreibend
Haupt-Anwendungen:	Nierenschwäche, Übergewicht

Anwendungsgebiete

Die Anwendungsgebiete ergeben sich vor allem aus der harntreibenden Wirkung der Brennnessel, durch die auch verstärkt die sogenannten Schlacken ausgeschieden werden.

Außerdem stärkt die Brennnessel durch Vitamine und Mineralien. Dank ihrer stoffwechselfördernden Fähigkeit hilft die Brennnessel auch bei Diabetes und Übergewicht. Gegen Haarausfall wirkt die Brennnessel aufgrund ihrer durchblutungsfördernden Eigenschaften.

Die Wurzel hilft zudem gegen Beschwerden durch eine Prostata-Vergrößerung.

Nachfolgend die wichtigsten Anwendungsgebiete der Brennnessel:

- Appetitlosigkeit
- Arthrose
- Blasenentzündung
- Bluthochdruck
- Diabetes (unterstützend)
- Durchfall
- Frühjahrsmüdigkeit
- Gelenkschmerzen
- Gicht
- Haarausfall
- Knieschmerzen
- Magenschwäche
- Menstruationsbeschwerden
- Nierengrieß
- Nierenschwäche
- Prostatavergrößerung
- Rheuma
- Schuppen
- Übergewicht
- Verstopfung

Anwendung

Die Brennnessel kann auf vielfältige Weise eingesetzt werden. Besonders beliebt ist die Anwendung als Tee, es gibt aber auch exotische Anwendungsarten, wie das Schlagen kranker Gelenke mit frischen Brennnessel-Pflanzen.

Brennnessel als Tee

Brennnessel-Kraut eignet sich sehr gut zur Anwendung als Tee. Dabei hat man die Wahl zwischen frischen jungen Brennnesseln, getrockneten Brennnesseln, Teebeuteln oder Brennnesseln in Teemischungen.

Da Brennnessel-Tee für die meisten Geschmäcker nicht sehr schmackhaft ist, wird die Brennnessel gerne in Mischtees durch leckere Kräuter geschmacklich aufgewertet.

Beim Tee aus frischen Brennnesseln braucht man mehr Pflanzenteile als bei getrocknetem Brennnesselkraut. Für die Ernte der frischen Pflanzen zieht man sich am besten Handschuhe an.

Aus 1 bis 2 Teelöffeln Brennnesselkraut, bei frischen Pflanzen 3 bis 4 Teelöffel, kann man eine Tasse Tee-Aufguss zubereiten. Diesen Tee lässt man 10 bis 15 Minuten ziehen, bevor man ihn abseiht und trinkt.

Man kann diesen Tee kurmäßig drei mal täglich bei den meisten Anwendungsgebieten der Brennnessel trinken (außer gegen Haarausfall, Schuppen und Prostatavergrößerung).

Haarwasser mit Brennnesseln

Gegen Haarausfall und Schuppen wird die Brennnessel äußerlich angewendet. Aufgrund der durchblutungsfördernden Wirkung der Brennnessel soll der Haarausfall verlangsamt und die Bildung von Kopfschuppen gestoppt werden.

Dazu gibt es ein altes Rezept von Sebastian Kneipp:

Aus 200 Gramm frischen Brennnesseln kocht man mit einem Liter Wasser eine halbe Stunde lang einen Absud. Mit diesem Absud soll man sich vor dem Schlafen die Haare und vor allem die Kopfhaut waschen.

Wem diese Prozedur zu aufwendig ist oder wer keinen Zugang zu frischen Brennnesseln hat, kann auch ein Haarwasser aus Brennnessel-Tinktur verwenden. Im Handel gibt es außerdem jede Menge fertige Haarwässer, die Brennnessel-Extrakte enthalten. Mit Brennnessel-Haarwasser kann man regelmäßig die Kopfhaut einmassieren.

Brennnessel-Tinktur

Man kann die Brennnessel auch als Tinktur einnehmen. So hat man die Brennnessel immer zur Hand, wenn man sie braucht. Brennnessel-Tinktur kann man in Apotheken kaufen. Wer will, kann sich eine Tinktur selbst herstellen (siehe Seite 104).

Von der Brennnessel-Tinktur nimmt man drei mal täglich 10 bis 50 Tropfen ein, am besten verdünnt mit Wasser.

Brennnessel-Kur mit Frischpflanzensaft

Im Frühling kann man eine Frühjahrskur mit frischem Brennnesselsaft machen. Diese Kur versorgt den Körper mit Vitaminen und reichlich Eisen, sodass die Mangelversorgung im Winter ausgeglichen wird.

Bei der Kur beginnt man mit 3 Esslöffeln frischem Brennnesselsaft am ersten Tag. Ab dem dritten Tag steigert man die Dosis jeden Tag um einen Esslöffel, bis man 10 Esslöffel erreicht hat. Dann ist die Kur beendet. Der Brennnesselsaft wird mit Wasser, Milch oder Buttermilch verdünnt. Wer keine frischen Brennnesseln oder keinen Entsafter hat, kann in manchen Reformhäusern, Bioläden oder Drogerien Brennnessel-Saft kaufen.

Heroische Brennnesselkur gegen Rheuma

Gegen Rheuma und andere Gelenkerkrankungen kann man die betroffenen Stellen mit frische Brennnesseln schlagen.

Die daraufhin entstehenden Quaddeln fördern die Durchblutung und können Gelenkschmerzen lindern.

Brennnesselsamen zur Stärkung

Die Samen der Brennnessel enthalten unter anderem viel Eiweiß und wirken stärkend. Man kann sie selber ernten oder in Apotheken oder anderen Läden kaufen.

Die Samen kann man löffelweise einnehmen oder auf das Müsli streuen.

Brennnesselwurzel für die Prostata

Tee oder andere Zubereitungen aus Brennnesselwurzeln können die Beschwerden durch eine Prostatavergrößerung lindern. Das Harnlassen funktioniert wieder besser und der Harndrang lässt nach.

Pflanzenbeschreibung

Die Brennnessel wächst fast weltweit außer in extremen klimatischen Zonen. Sie ist eine mehrjährige Pflanze mit weitverzweigten Wurzelausläufern.

Im Frühjahr wachsen neue kleine Pflanzen, die besonders gut für Tee und Wildgemüse geeignet sind. Schon diese Jungpflanzen brennen kräftig.

Im Laufe des Frühjahrs wachsen die Brennnesseln etwa einen Meter hoch. Sie haben gezackte gegenständige Blätter.

Die Blüten der zweihäusigen Pflanze sind unscheinbar und verwandeln sich bei weiblichen Exemplaren bis zum Herbst in rispenartig hängende Samen.

Fenchel

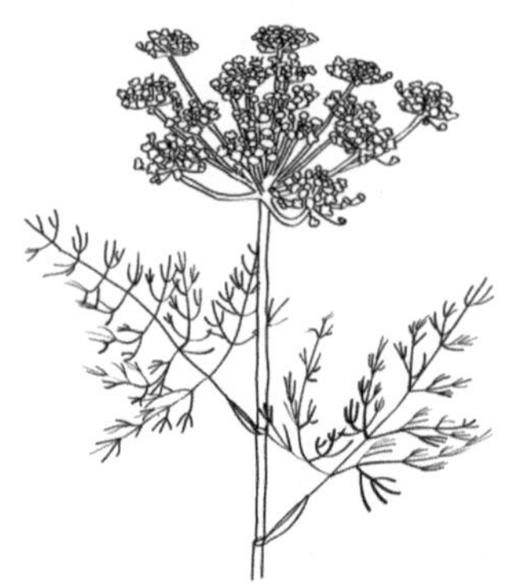

Der Fenchel ist bekannt als knollenartiges Gemüse und als süßlich schmeckender Tee.

Sowohl das Gemüse als auch die Samen für den Tee stammen von der gleichen Pflanzenart, wenn auch meistens von verschiedenen Sorten.

Als Heilmittel ist der Fenchel schon seit Jahrtausenden bekannt. In China wurde er schon mehrere Jahrtausende vor Chr. als Heilpflanze verwendet.

Die beiden Hauptschwerpunkte der Anwendung des Fenchels liegen einerseits bei krampfartigen Beschwerden des Verdauungssystems und andererseits bei Husten und anderen Entzündungen der Atemwege.

Steckbrief

Wissenschaftlicher Name:	Foeniculum vulgare
Pflanzenfamilie:	Doldenblütler - Apiaceae
Andere Namen:	Brotsamen, Enis, Femis, Fenikl, Fenis, Fenkel, Finchel, Frauenfenchel
Wichtige Inhaltstoffe:	ätherisches Öl, Anethol, Estragol, Fenchon, Salicylate, Thymol
Verwendete Teile:	Samen (Früchte), Wurzel
Zubereitungsformen:	Tee, Tinktur, Honig, Ätherisches Öl
Bezugsquellen:	Garten, Apotheke, Läden
Sammelzeit:	Frühherbst
Wirkungen:	Antibakteriell, entspannend, harntreibend, krampflösend, menstruationsfördernd, schleimlösend, tonisierend
Haupt-Anwendungen:	Blähungen, Husten

Anwendungsgebiete

Die Anwendungsgebiete des Fenchels ergeben sich vor allem aus der entkrampfenden Wirkung auf die Verdauungsorgane und aus der schleimlösenden und antibakteriellen Wirkung auf die Atemwege.

Außerdem nutzt man die entspannende Wirkung des Fenchels gegen Kopfschmerzen und Schlaflosigkeit. In der Frauenheilkunde nutzt man den Fenchel, weil er menstruationsfördernd ist und die Milchbildung steigert.

Nachfolgend die wichtigsten Anwendungsgebiete des Fenchels:

- Appetitlosigkeit
- Asthma
- Blähungen
- Bronchitis
- Darmkrämpfe
- Drei-Monats-Koliken
- Durchfall
- Erkältung
- Gallenkolik
- Halsentzündung
- Husten
- Kopfschmerzen
- Magenkrämpfe
- Migräne
- Milchbildung
- Schlaflosigkeit
- Völlegefühl
- Wechseljahrsbeschwerden

Anwendung

Der Fenchel-Samen wird vor allem als Tee verwendet.

Außerdem wird Fenchelhonig, eine Zubereitung mit Honig und das reine ätherische Öl eingesetzt. Hin und wieder wird der Fenchel auch als Tinktur verwendet, vor allem in Mischungen mit anderen Kräutern.

Fenchel-Tee

Für einen Fenchel-Tee verwendet man ein bis zwei Teelöffel getrocknete Fenchel-Samen pro Tasse Tee.

Wenn möglich, zerstößt man die Samen direkt vor der Teezubereitung mit einem Mörser. Denn dadurch werden die Samen geöffnet und die wertvollen ätherischen Öle des Fenchels gelangen besser in den Tee.

Die Fenchelsamen werden mit kochendem Wasser übergossen und 10 bis 15 Minuten ziehen gelassen.

Dann filtert man den Tee ab und trinkt ihn in kleinen Schlucken. Um die entspannende Wirkung des Fenchels zu unterstützen, sollte man sich beim Trinken Zeit lassen.

Man trinkt den Fencheltee bei Bedarf und so lange wie die Beschwerden bestehen, im Zweifelsfall 3 mal täglich, maximal sechs Wochen am Stück.

Für Babies sollte der Fencheltee nur schwach sein und unbedingt körperwarm, da sie keinen heißen Tee vertragen.

Fenchel-Honig

Für die Anwendung bei Kindern wird im Handel Fenchelhonig angeboten. Dabei wird ein Fenchelauszug mit Honig gemischt. Man kann ihn gegen Bauchschmerzen und Husten einsetzen. Nicht für Babies!

Zum Selbermachen zerstößt man Fenchelsamen und übergießt sie mit flüssigem Honig. 6 Wochen ziehen lassen, dann abfiltern.

Ätherisches Fenchelöl

Das reine ätherische Fenchelöl ist eine sehr intensive Substanz. Daher sollte das ätherische Fenchelöl nicht unverdünnt angewendet werden.

Stark verdünnt mit einem guten Pflanzenöl kann man das Fenchelöl zum Einreiben des Bauches verwenden, wenn man unter Blähungen und Bauchkrämpfen leidet.

Hinweis wegen Estragol

Eines der ätherischen Öle im Fenchel nennt sich Estragol. Dieses ätherische Öl ist in hoher Konzentration potentiell krebsfördernd.

Im Fenchel ist jedoch nur so wenig Estragol enthalten, dass man vom normalen Einsatz des Fenchels keine negativen Folgen befürchten muss.

Pflanzenbeschreibung

Der Fenchel wächst in Mitteleuropa fast nur in Gärten und nur selten verwildert. Er ist eine zwei- bis mehrjährige Pflanze und wird zwischen 50 cm und 2 Meter hoch.

Die Blätter des Fenchels sind sehr fein gefiedert, wie viele dünne Fäden. In Bodennähe wächst eine weißliche Knolle. An dem glatten, runden Stengel entsteht ab Juli die duftende Doldenblüte, die sich aus mehreren Döldchen zusammensetzt.

Die Samen des Fenchels sind eigentlich Früchte. Sie haben eine zylindrische Form und riechen würzig nach Fenchel.

Johanniskraut

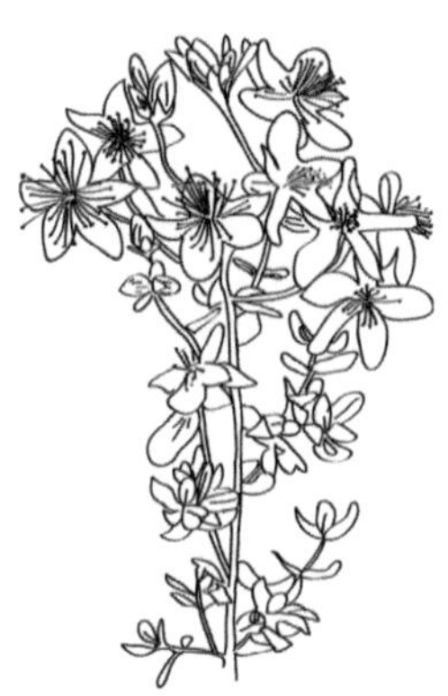

Das Johanniskraut steht in engem Zusammenhang mit der Sonne. Es blüht nicht nur zur Mittsommerzeit auf, es scheint auch die Sonnenwärme in sich zu sammeln.

So wundert es nicht, dass das Johanniskraut in der Lage ist, Licht in das trübe Leben Depressionsgeplagter zu bringen. Das haben sogar strenge medizinische Studien bewiesen. Außerdem hilft das Johanniskraut bei verschiedenen Beschwerden der Verdauungsorgane und des Nervensystems. Äußerlich hilft es der Haut und den Gelenken.

Die sonnengelben Blüten des Johanniskrautes findet man im Hochsommer häufig in der Natur und auch im Handel wird das Johanniskraut gerne angeboten.

Steckbrief

Wissenschaftlicher Name:	Hypericum perforatum
Pflanzenfamilie:	Johanniskrautgewächse - Hypericaceae
Andere Namen:	Hartheu, Blutkraut, Frauenkraut, Hergottsblut, Mannskraft, Teufelsflucht, Tüpfel-Johanniskraut, Wundkraut
Wichtige Inhaltstoffe:	Hypericin, Hyperforin, Flavonoide, Bitterstoffe, Gerbstoffe, äther. Öl, Harz, Hyperinrot, Phytosterin
Verwendete Teile:	Blüten, Kraut
Zubereitungsformen:	Tee, Tinktur, Öl, Tabletten
Bezugsquellen:	Natur, Garten, Apotheke, Läden
Sammelzeit:	Juni bis August
Wirkungen:	Antibakteriell, beruhigend, entzündungshemmend, krampflösend, schmerzstillend, tonisierend
Haupt-Anwendungen:	Depressionen, Verdauungsschwäche

Anwendungsgebiete

Das bekannteste Anwendungsgebiet für Johanniskraut sind leichte bis mittelschwere Depressionen. Aber das Johanniskraut hat zahlreiche weitere Fähigkeiten und ist daher eine sehr vielfältige Heilpflanze.

Nachfolgend die wichtigsten Anwendungsgebiete des Johanniskrautes:

- Appetitlosigkeit
- Blasenentzündung
- Bluterguss
- Bronchitis
- Darmentzündung
- Depressionen
- Durchfall
- Ekzeme
- Gicht
- Hexenschuss
- Ischias
- Kopfschmerzen
- Magenschmerzen
- Menstruationsbeschwerden
- Migräne
- Narbenschmerzen
- Neuralgien
- Nervosität
- Rheuma
- Rückenschmerzen
- Schlaflosigkeit
- Trockene Haut
- Verbrennungen (leichte)
- Verdauungsschwäche
- Verstauchung
- Wechseljahrsbeschwerden

Anwendung

Johanniskraut als Tabletten, Kapseln und Dragees

Die häufigste und wichtigste Anwendung des Johanniskrautes ist heutzutage die Linderung von Depressionen. Die dazu notwendigen hohen Dosierungen erreicht man nur mithilfe von Tabletten aus der Apotheke.

Mit frei verkäuflichen Johanniskraut-Mitteln kann man leichtere Beschwerden lindern, wie beispielsweise Wechseljahrsbeschwerden, Unruhe, Kopfschmerzneigung und viele andere.

Johanniskraut-Tee

Johanniskraut als Tee oder Tinktur eignet sich für alle Anwendungsgebiete des Johanniskrautes, außer Depressionen, für die der Tee zu schwach dosiert ist.

Den Tee kann man aus dem ganzen, blühenden Kraut oder den Blüten des Johanniskrautes zubereiten: Ein Teelöffel pro Tasse, zehn bis 15 Minuten ziehen lassen.

Das ganze Kraut hilft eher bei Verdauungsproblemen, die reinen Blüten bei Problemen des Nervensystems.

Eine Tinktur, auch selbst angesetzt, kann man anwenden wie den Tee. 10 bis 50 Tropfen, drei Mal täglich.

Johanniskraut-Öl

Sehr beliebt ist das Johanniskrautöl, bei dem die frischen Blüten in Öl angesetzt werden. Es eignet sich für Einreibungen gegen Beschwerden von Haut und Bewegungsapparat. Innerlich eingenommen soll es die Verdauung stärken.

Wie man Johanniskraut-Öl selber ansetzt, erfahren Sie ab Seite 115.

Achtung!

Eine hochdosierte Anwendung des Johanniskrautes kann die Lichtempfindlichkeit erhöhen und Sonnenbrand fördern.

Außerdem kann hochdosiertes Johanniskraut mit vielen Medikamenten in Wechselwirkung treten und die Wirkung verändern. Das gilt unter anderem für: Antibabypillen, Herzmedikamente, Gerinnungshemmer, Epilepsie-Medikamente, Antidepressiva. Diese Wechselwirkungen treten nicht auf bei niedrig dosiertem Johanniskraut beispielsweise in Tees, Johanniskrautöl oder frei verkäuflichen Tabletten.

Pflanzenbeschreibung

Das Johanniskraut ist in Europa, Westasien und Nordafrika heimisch.

Es gedeiht an trockenen, sonnigen, kalkreichen Stellen. Daher findet man es vor allem an Wegrändern, Böschungen und Steinbrüchen.

Die mehrjährige Staude wächst im Frühjahr aus dem Boden mit kleinen eiförmigen Blättern, die gegenständig am Stengel sitzen. Die Blätter haben kleine Öldrüsen, die wie Löcher aussehen.

Im Laufe des Frühjahrs wächst das Johanniskraut 50 bis 100 cm hoch und verzweigt sich im oberen Bereich.

Die goldgelben Blüten erscheinen ab Ende Juni und stehen in einer Trugdolde. Sie haben fünf Blütenblätter und zahlreiche Staubblätter, die der Mitte der Blüte entspringen. Die Blütenblätter erscheinen durch die Öldrüsen, wie ringsherum leicht angeknabbert.

Kamille

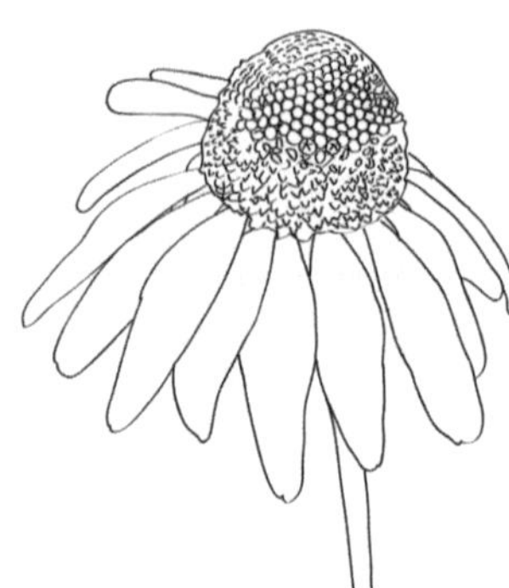

Wenn man nur eine einzige Heilpflanze zur Verfügung hätte, dann sollte man die Kamille wählen, denn sie kann fast alles. Die Heilfähigkeiten der Kamille sind so vielseitig, dass sie eine ganze Hausapotheke für sich darstellt.

Unsere Großmütter hatten also Recht, wenn sie bei jeder Art von Beschwerden die Kamille anboten.

In der Natur ist die duftende Kamille leider selten geworden, weil die sogenannten Getreide-Unkräuter in der Landwirtschaft bekämpft werden. Doch man kann Kamille im Garten anpflanzen oder in jedem Supermarkt kaufen, wo sie überall anzutreffen ist.

Steckbrief

Wissenschaftlicher Name:	Matricaria chamomilla
Pflanzenfamilie:	Korbblütler = Asteraceae
Andere Namen:	Apfelblümlein, Ganille, Haugenblume, Helmergen, Kamelle, Kummerblume, Mariamagdalenakraut, Mutterkraut
Wichtige Inhaltstoffe:	Ätherisches Öl, Azulen, Chamazulen, Bitterstoffe, Flavone, Gerbstoff, Gerbsäure, Cumarin, Farnesol, Salizylsäure
Verwendete Teile:	Blüten
Zubereitungsformen:	Tee, Tinktur, Creme
Bezugsquellen:	Natur, Garten, Apotheke, Läden
Sammelzeit:	Mai bis Juli
Wirkungen:	Antibakteriell, austrocknend, beruhigend, entzündungshemmend, harntreibend, krampflösend, schmerzlindernd
Haupt-Anwendungen:	Verdauungsbeschwerden, Erkältung

Anwendungsgebiete

Die Anwendungsgebiete der Kamille sind so vielfältig, dass man ein ganzes Buch damit füllen könnte. Daher können hier nur die wichtigsten Krankheiten aufgelistet werden, bei denen man Kamille einsetzen kann.

- Afterjucken
- Allergien
- Asthma
- Bauchschmerzen
- Blähungen
- Blasenschwäche
- Darmkoliken
- Durchfall
- Ekzeme
- Entzündete Wunden
- Erkältung
- Fieber
- Furunkel
- Geschwüre
- Gesichtsrose
- Gicht
- Grippe
- Hämorrhoiden
- Halsentzündung
- Hautunreinheiten
- Hexenschuss
- Husten
- Ischias
- Juckreiz
- Kopfschmerzen
- Lymphknoten-Schwellungen
- Magengeschwür
- Magenkrämpfe
- Magenschleimhautentzündung
- Mandelentzündung
- Menstruationsbeschwerden
- Mundgeruch
- Mundschleimhautentzündung
- Nebenhöhlenentzündung
- Nervenschmerzen
- Nervosität
- Reizdarm
- Reizmagen
- Rheuma
- Schlaflosigkeit
- Schnupfen
- Sodbrennen
- Stress
- Verstopfung
- Weißfluss
- Wunden
- Zahnfleischentzündung
- Zwölffingerdarmgeschwür

Anwendung

Die Kamille wird sehr gerne als Tee oder Tinktur eingesetzt. Beides kann man innerlich und äußerlich anwenden. Bei der äußerlichen Anwendung sollte man die austrocknende Wirkung der Kamille beachten.

Auch in vielen Kräutermischungen ist die Kamille enthalten, wo sie mit ihren Heilwirkungen die Wirkung der anderen Kräuter unterstützt. Ebenso findet man die Kamille in zahlreichen Cremes und Salben zur Behandlung von Hautproblemen.

Kamillen-Tee

Der Kamillentee ist der Klassiker der Heilpflanzenbehandlung schlechthin. Den meisten Menschen ist er schon aus der Kindheit bekannt, als er gegen Bauchschmerzen und Erkältung angeboten wurde.

Wegen der starken Heilwirkungen der Kamille, sollte man den Kamillentee nicht im Alltag als Haustee trinken, denn sonst wirkt die Kamille nicht mehr, wenn sie im Krankheitsfall gebraucht wird.

Für einen Kamillentee nimmt man einen Teelöffel Kamillenblüten und übergießt sie mit einer Tasse kochendem Wasser. Zehn Minuten ziehen lassen und dann abseihen. In kleinen Schlucken trinken.

Kamillen-Tinktur

Eine Kamillen-Tinktur kann man in Apotheken und fast in jedem Supermarkt kaufen. Man kann sie auch selber machen (siehe Seite 106). Am besten verwendet man die Tinktur verdünnt, beispielsweise zum Gurgeln, gegen Mundentzündungen und für alle äußerlichen Anwendungen.

Kamille äußerlich

Für die äußerliche Anwendung kann man die Kamille als Tee oder verdünnte Tinktur verwenden, beispielsweise als Umschlag oder Bad. Diese Anwendungsweisen eignen sich nicht nur für Hautkrankheiten, sondern auch zur Entkrampfung bei innerlichen Beschwerden. Besonders beliebt ist das Kamillendampfbad gegen Erkältungen, Sinusitis oder Pickel.

Pflanzenbeschreibung

Die Kamille ist in Europa heimisch. Da man erheblich mehr von ihr braucht, als wild wächst, wird sie vielerorts angebaut.

Sie wächst gut auf relativ trockenen und nährstoffarmen Böden. Daher findet man sie an Wegrändern und brachliegenden Feldern.

Die Kamille ist einjährig und wird etwa 50 cm hoch. An ihrem verzweigten Stengel wachsen hellgrüne gefiederte Blätter.

An den Spitzen der Stengel erscheinen im Frühsommer die weiß-gelben Korbblüten, innen gelb und außen mit vielen weißen Hüllblättern.

Der Duft der Kamille ist einzigartig und jedem bekannt, der Kamille schon einmal gerochen hat.

Melisse

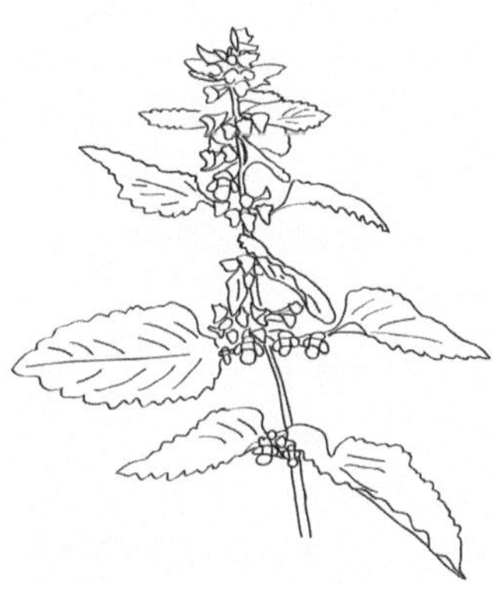

Die sanfte Melisse erinnert das ungeübte Auge ein wenig an die Brennnessel. Doch wenn sich die weißen Lippenblüten zeigen, erkennt man die Melisse. Auch der zitronenähnliche Duft ist typisch für die Melisse, weswegen sie auch oft Zitronenmelisse genannt wird.

Bienen umschwirren die zarten Blüten der Melisse, weshalb sie auch Bienenkraut oder Bienenfang genannt wird.

Die Heilwirkungen der Melisse sind weitaus vielfältiger, als man gemeinhin denkt.

Sie hilft nicht nur gegen Beschwerden des Nervensystems, sondern auch die der Verdauung, der Atmungsorgane, des Stoffwechsels und der Haut.

Steckbrief

Wissenschaftlicher Name:	Melissa officinalis
Pflanzenfamilie:	Lippenblütler = Lamiaceae
Andere Namen:	Bienenkraut, Herztrost, Honigblum, Mutterwurz, Nervenkräutel, Zahnweh-kraut, Zitronella, Zitronen-Melisse
Wichtige Inhaltstoffe:	ätherisches Öl, Bitterstoff, Gerbstoff, Gerbsäure, Schleim, Glykosid, Saponin
Verwendete Teile:	Das ganze Kraut
Zubereitungsformen:	Tee, Tinktur, Ätherisches Öl, Tabletten
Bezugsquellen:	Garten, Apotheke, Läden
Sammelzeit:	Juni und Juli
Wirkungen:	anregend, antibakteriell, beruhigend, entspannend, krampflösend, kühlend, pilzhemmend, schmerzstillend, schweißtreibend, virushemmend
Haupt-Anwendungen:	Nervosität, Herpes

Anwendungsgebiete

Der Schwerpunkt der Anwendungsgebiete der Melisse liegt im Bereich der Nervensystems. Obwohl es widersprüchlich klingt, wirkt sie sowohl anregend als auch beruhigend. Das liegt daran, dass sie weder aufputscht, noch müde macht, sondern harmonisiert und entkrampft.

Außer dieser Fähigkeit wirkt die Melisse gegen verschiedene Arten von Krankheitserregern, seien es Bakterien, Viren oder Pilze.

Nachfolgend die wichtigsten Anwendungsgebiete der Melisse:

- Angstzustände
- Appetitlosigkeit
- Asthma
- Blähungen
- Blutergüsse
- Bronchitis
- Erkältung
- Fieber
- Geschwüre
- Gicht
- Grippe
- Herzbeschwerden (nervöse)
- Husten
- Insektenstiche
- Ischias
- Kopfschmerzen
- Lippen-Herpes
- Magenkrämpfe
- Magenleiden
- Menstruationsbeschwerden
- Migräne
- Milchstau
- Neuralgien
- Ohrenschmerzen
- Periodenkrämpfe, PMS
- Quetschungen
- Reizbarkeit
- Rheuma
- Schlafstörungen
- Sodbrennen
- Unruhezustände
- Wechseljahrsbeschwerden
- Wunden
- Zahnschmerzen

Anwendung

Am häufigsten wird die Melisse als Tee verwendet. Auch als Tinktur oder den beliebten Melissengeist kennt man die Melisse. Das ätherische Öl hilft gegen Herpesviren und duftet fein zitronig.

Melissen-Tee

Der Melissen-Tee wird nicht nur wegen seiner Heilfähigkeiten, sondern auch wegen seines Geschmackes gerne getrunken. In Teemischungen wird die Melisse daher häufig zur Geschmacksverbesserung beigefügt.

Dennoch sollte man die Melisse nicht ständig als Haustee trinken, sonst wirkt sie nicht mehr, wenn man ihre Heilwirkung braucht.

Für einen Melissen-Tee nimmt man einen Teelöffel des getrockneten Krautes und übergießt es mit einer Tasse kochendem Wasser. Zehn bis 15 Minuten ziehen lassen und dann abseihen. In kleinen Schlucken trinken.

Solch ein Tee hilft bei fast allen Krankheiten, die in der Anwendungsliste aufgeführt sind. Insbesondere bei Unruhe, Frauenbeschwerden und nervösen Beschwerden des Herzens und der Verdauung hilft Melisse.

Melissen-Tinktur, Geist und Tabletten

Eine Melissen-Tinktur kann man sich selber herstellen (siehe Seite 106). Der klare Melissengeist ist im Handel erhältlich. Beide kann man sowohl innerlich als auch äußerlich anwenden. Innerlich eignen sie sich zur Stärkung der Verdauung und der Nerven, äußerlich für Einreibungen bei Muskelschmerzen oder Nervenreizungen.

In manchen Tabletten ist Melisse zusammen mit anderen Heilpflanzen enthalten, beispielsweise mit Baldrian zur Beruhigung oder mit anderen Kräutern gegen Wechseljahrsbeschwerden.

Ätherisches Melissenöl

Das ätherische Melissenöl ist sehr kostbar, weil man viele Melissenpflanzen braucht, um es zu gewinnen. Dieses fein zitronig duftende Öl ist aber auch kostbar, weil es starke Heilwirkungen hat.

Beispielsweise kann Melissenöl Herpesviren bekämpfen und so Lippenherpes heilen. Auch gegen andere Krankheitserreger hilft Melissenöl.

In Pflanzenölen oder Cremes sorgt Melissenöl für einen angenehmen, frischen Duft und wirkt sanft heilend auf die damit eingeriebene Haut.

Pflanzenbeschreibung

Die Melisse ist in Südeuropa heimisch. Wegen ihrer sanften Heilwirkungen wird sie häufig in mitteleuropäischen Gärten angebaut.

Die mehrjährige Pflanze bevorzugt sonnige Plätze, braucht aber auch ausreichend Wasser. Sie wird meistens etwa 50 cm hoch.

Im Frühling sprießen die Stengel mitsamt den Blättern aus dem Boden. Die eingekerbten, eiförmigen Blätter wachsen gegenständig aus dem Stengel. Sie duften mild nach Zitrone.

Im Hochsommer bilden sie rund um den Stengel quirlförmig angeordnete weiße Lippenblüten.

Pfefferminze

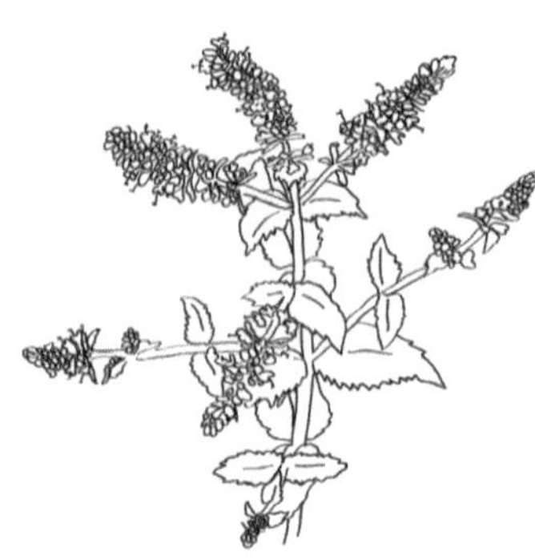

Die Pfefferminze ist der beliebteste Kräutertee, den man trinkt, auch wenn man gesund ist. Das liegt bestimmt an ihrem erfrischenden Aroma, das sie den ätherischen Ölen zu verdanken hat.

Doch nicht jeder verträgt die Pfefferminze, weil sie auf den Magen einen kräftigen Reiz ausübt. Daher ist Pfefferminze für manche Menschen ein Heilmittel bei Verdauungsbeschwerden und bei anderen Menschen verursacht sie solche Probleme. Man muss also herausfinden, ob Pfefferminze einem bekommt.

Außer gegen Verdauungsprobleme kann man die Pfefferminze auch gegen Erkältung und Probleme des Nervensystems, wie beispielsweise Kopfschmerzen anwenden.

Steckbrief

Wissenschaftlicher Name:	Mentha piperita
Pflanzenfamilie:	Lippenblütler = Lamiaceae
Andere Namen:	Aderminze, Balsam, Edelminze, Englische Minze, Gartenminze, Peperminte, Schmeckerts, Teeminze
Wichtige Inhaltstoffe:	Ätherische Öle (u.a. Menthol), Gerbstoffe, Bitterstoffe, Flavonoide
Verwendete Teile:	Blätter, Kraut
Zubereitungsformen:	Tee, Tinktur, Bonbons, Ätherisches Öl
Bezugsquellen:	Garten, Apotheke, Läden
Sammelzeit:	Frühsommer
Wirkungen:	Antibakteriell, beruhigend, entzündungshemmend, galletreibend, krampflösend, schmerzstillend, tonisierend
Haupt-Anwendungen:	Verdauungsbeschwerden

Anwendungsgebiete

Die Anwendungsgebiete der Pfefferminze sind vielfältig, ähnlich wie bei der Kamille, obwohl Pfefferminze und Kamille sich ansonsten recht stark unterscheiden.

Nachfolgend die wichtigsten Anwendungsgebiete der Pfefferminze:

- Appetitlosigkeit
- Blähungen
- Brechreiz
- Durchfall
- Erkältung
- Gallenbeschwerden
- Grippe
- Herzschwäche
- Hexenschuss
- Ischias
- Kopfschmerzen
- Magenkrämpfe
- Magenschmerzen
- Menstruationsbeschwerden
- Migräne
- Mundgeruch
- Nervenschmerzen
- Nierenschwäche
- Periodenkrämpfe
- Rheuma
- Schlaflosigkeit
- Schlecht heilende Wunden
- Schnupfen
- Übelkeit
- Verdauungsschwäche
- Wechseljahrsbeschwerden

Andere Minze-Arten sind meistens milder als die Pfefferminze und können ähnlich eingesetzt werden, beispielsweise die wilde Ackerminze, die Krauseminze oder die Wasserminze.

Anwendung

Die Pfefferminze wird vor allem als Tee und ätherisches Öl eingesetzt. Außerdem findet man sie in zahlreichen Produkten.

Pfefferminz-Tee

Der Pfefferminztee ist sehr beliebt, vor allem auch als Haustee. Wenn man die Pfefferminze auch als Heilmittel nutzen will, sollte man sie nicht tagein tagaus als Alltagstee trinken, sondern nur ab und zu, sonst wirkt sie im Alltag nicht mehr.

Für einen Pfefferminztee verwendet man einen Teelöffel getrocknete Pfefferminzblätter oder vier Teelöffel frische Pfefferminzblätter pro Tasse. Die Pfefferminze wird mit einer Tasse kochendem Wasser übergossen. Zehn Minuten ziehen lassen und dann abseihen.

Pfefferminztee eignet sich zur Behandlung aller innerlichen Krankheiten aus der Anwendungsliste, unter anderem Verdauungsbeschwerden, Krämpfe und Schmerzen.

Minz-Tinktur

Mit Pfefferminzblättern kann man eine Tinktur herstellen. Diese Tinktur kann man ähnlich einsetzen wie den Pfefferminztee.

Außerdem eignet sie sich für Einreibungen.

Ätherisches Minz-Öl

Sehr häufig wird das ätherische Minz-Öl für Heilzwecke verwendet. Man findet es beispielsweise als Hauptbestandteil im Japanischen Heilpflanzenöl. Das Minzöl wird vor allem äußerlich für sehr viele Anwendungszwecke verwendet. Das reicht von Einreibungen schmerzender Gelenke, über Betupfen der Schläfen bei Kopfschmerzen bis zur Inhalation bei Schnupfen.

Achtung! Das Minzöl ist sehr intensiv und kann reizen. Es ist nicht für Kleinkinder geeignet.

Pfefferminz-Produkte im Handel

Im Handel gibt es jede Menge Produkte, die mehr oder weniger Minzöl enthalten. Beispielsweise ist Pfefferminze sehr oft in Bonbons, Kaugummi oder Zahnpasta enthalten, um den frischen Geschmack der Minze für die Mundfrische zu nutzen.

Auch als reiner Aromageber wird Pfefferminze gerne verwendet, zum Beispiel in Schokolade.

Pflanzenbeschreibung

Da die Pfefferminze eine spontane Kreuzung aus der Wasserminze und der Speer-Minze ist, kommt sie in der Natur gar nicht wild vor, anders als ihre Verwandten. Sie wird jedoch häufig in Gärten angebaut.

Die mehrjährige Pflanze wird meistens etwa 30 cm hoch. Im Frühjahr sprießen zuerst kleine Stengel mit den balsamisch riechenden Blättern. Die Blätter sind länglich und fein gesägt. Sie stehen kreuzgegenständig am Stengel.

An den Spitzen der verzweigten Stengel entstehen ab Juni die hellrosa farbenen Blüten, die in Ähren angeordnet sind.

Ringelblume

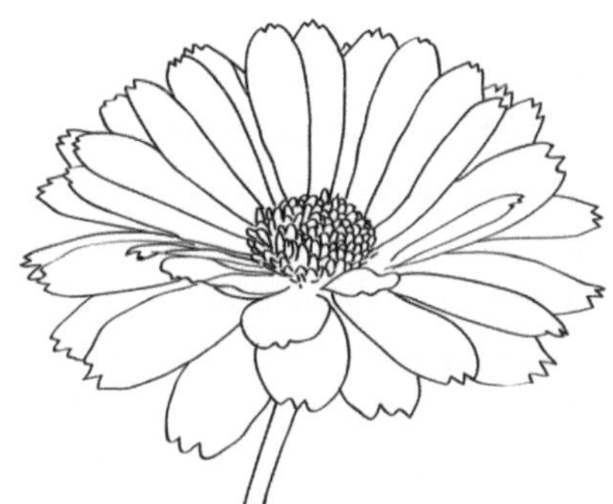

Die Ringelblume ist eine würzig duftende Gartenblume mit gelben oder leuchtend orangenen Blüten.

Ihre größten Heilfähigkeiten hat die Ringelblume bei Hautkrankheiten. Die Ringelblume hilft nicht nur bei alltäglichen Wunden, sondern kann sogar den Heilungsverlauf bei offenem Bein und weißem Hautkrebs günstig beeinflussen.

Man kann die Blüten der Ringelblume jedoch auch innerlich anwenden, um die Schleimhäute der Verdauungsorgane zu heilen, wenn sie entzündet sind. Auch gegen Frauenbeschwerden kann die Ringelblume helfen.

Steckbrief

Wissenschaftlicher Name:	Calendula officinalis
Pflanzenfamilie:	Korbblütler = Asteraceae
Andere Namen:	Butterblume, Dotterblume, Goldblume, Ringelrose, Ringula, Sonnenwende, Warzenkraut, Wucherblume
Wichtige Inhaltstoffe:	Ätherisches Öl, Bitterstoffe, Calendula-Sapogenin, Saponine, Glykoside, Carotinoide, Flavonoide, Salizylsäure
Verwendete Teile:	Blüten, Blätter
Zubereitungsformen:	Tee, Tinktur, Salbe
Bezugsquellen:	Garten, Apotheke, Läden
Sammelzeit:	Juni bis Oktober
Wirkungen:	abschwellend, adstringierend, antibakteriell, entzündungshemmend, krampflösend, pilztötend
Haupt-Anwendungen:	Hautprobleme, Verdauungsbeschwerden

Anwendungsgebiete

Die Ringelblume wird vor allem gegen Beschwerden von Haut und Bewegungsapparat angewendet. Man kann sie aber auch innerlich gegen verschiedene Krankheiten einsetzen.

Nachfolgend die wichtigsten Anwendungsgebiete der Ringelblume:

- Afterjucken
- Blutergüsse
- Brechreiz
- Ekzeme
- Erysipel
- Furunkel
- Gürtelrose
- Gallenbeschwerden
- Geschwüre
- Geschwollene Lymphknoten
- Gesichtsrose
- Gesprungene Lippen
- Hämorrhoiden
- Hautentzündungen
- Hautkrebs
- Hautleiden
- Kopfschmerzen
- Krampfadern
- Leberschwäche
- Magen- und Darmstörungen
- Magengeschwür
- Mundschleimhautentzündungen
- Narbenwucherungen
- Offene Beine
- Periodenkrämpfe
- Pickel
- Quetschungen
- Schlaflosigkeit
- Schlecht heilende Wunden
- Schmerzen in Amputationsstümpfen
- Schnittwunden
- Schwindel
- Sonnenbrand
- Unreine Haut
- Unterschenkelgeschwüre
- Verstopfung
- Verbrennungen (leichte)
- Warzen
- Wechseljahrsbeschwerden
- Windeldermatitis
- Wunden
- Wundliegen
- Zerrungen

Anwendung

Innere Anwendung des Ringelblumen-Tees

Den Ringelblumen-Tee bereitet man als ganz normalen Aufguss mit den Blüten zu. Dazu übergießt man ein bis zwei Teelöffel der Blüten mit einer Tasse kochendem Wasser. Eine Viertelstunde ziehen lassen und dann abseihen. In kleinen Schlucken trinken.

Diesen Tee kann man bei verschiedenen Verdauungsbeschwerden, Kopfschmerzen, Schlafstörungen und Frauenbeschwerden trinken.

Äußerliche Anwendung von Tee oder Tinktur

Besonders geeignet ist die Ringelblume zur Behandlung der Haut und des Bewegungsapparates.

Mit einem Ringelblumentee oder einer verdünnten, selbstgemachten Ringelblumen-Tinktur kann man Umschläge auflegen, Waschungen oder Bäder durchführen.

Umschläge eignen sich für besonders hartnäckige Beschwerden, beispielsweise offene Beine und andere schlecht heilende Wunden.

Ringelblumen-Salbe

Die Ringelblumen-Salbe ist die bekannteste Zubereitungsform der Ringelblume. Man kann sie selbst herstellen (siehe ab Seite 125) oder fast überall kaufen. Die Qualität der Ringelblumensalben im Handel ist jedoch sehr unterschiedlich. Manchmal werden nur geringe Mengen Ringelblume beigefügt, manchmal aber auch ausreichend große Mengen, um eine Heilwirkung zu erzielen. In Apotheken darf man sich im allgemeinen wirksamere Salben erhoffen als in normalen Läden.

Mit der Ringelblumen-Salbe kann man kleine und mittlere Hautprobleme behandeln. Je nachdem, welche ergänzenden Zutaten darin enthalten sind, hat eine Ringelblumensalbe unterschiedliche Heilwirkungen.

Mit größeren Zinkbeigaben kann eine Ringelblumensalbe beispielsweise sehr gut gegen wunden Babypopo helfen.

Pflanzenbeschreibung

Die Ringelblume kommt ursprünglich aus Südeuropa. In warmen Gegenden Süddeutschlands findet man hin und wieder eine kleinblütige Wildform der Ringelblume. Ansonsten findet man die Ringelblume hierzulande nur in Gärten.

Die einjährige Blume ist sehr einfach durch Aussaat anzubauen und bildet schöne leuchtende Blüten aus. Sie wird etwa 50 cm hoch.

Nach wenigen Tagen Keimdauer sprießen kleine Pflanzen aus den hakenförmigen Samen, die der Ringelblume ihren Namen gegeben haben.

Die hellgrünen, länglichen Blätter sind etwas klebrig und duften stark.

Ab Juni erscheinen an den teilweise verzweigten Stengeln die orangenen Korbblüten, die auch sehr kräftig duften.

Salbei

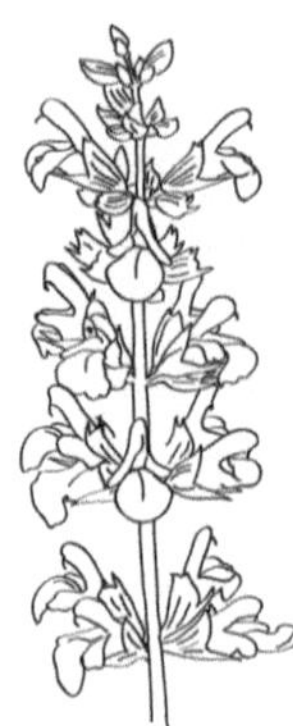

Der Salbei ist eine prächtige, balsamisch duftende Gartenpflanze, der mit seinen graugrünen Blättern auch im Winter eine Zierde ist.

Doch viel wichtiger sind die Heilwirkungen des Salbeis. Er hat ein paar besondere Fähigkeiten, die anderen Heilpflanzen fehlen.

Seine besondere Stärke ist seine Heilwirkung bei Halsschmerzen und allen Arten von Entzündungen im Rachenraum.

Außerdem wirkt der Salbei schweißhemmend, wodurch er bei übermäßigem Schwitzen helfen kann.

Zusätzlich hat er ähnliche Fähigkeiten wie die Pfefferminze oder der Thymian, er stärkt die Verdauung, die Atemwege und heilt die Haut.

Steckbrief

Wissenschaftlicher Name:	Salvia officinalis
Pflanzenfamilie:	Lippenblütler = Lamiaceae
Andere Namen:	Altweiberschmecken, Edelsalbei, Echter Salbei, Garten-Salbei, Königssalbei, Kreuzsalbei, Salser, Scharleikraut
Wichtige Inhaltstoffe:	Ätherisches Öl, d-Kampfer, Salviol, Bitterstoff, Flavonoide, Gerbstoff, Östrogenartige Stoffe, Salizylsäure
Verwendete Teile:	Blätter
Zubereitungsformen:	Tee, Tinktur, Ätherisches Öl, Bonbons
Bezugsquellen:	Garten, Apotheke, Läden
Sammelzeit:	Mai oder September
Wirkungen:	adstringierend, antibakteriell, blutstillend, entzündungshemmend, krampflösend, milchhemmend, schweißhemmend
Haupt-Anwendungen:	Halsschmerzen, Schwitzen

Anwendungsgebiete

Die wichtigsten Anwendungsgebiete des Salbeis sind Halsschmerzen und starkes Schwitzen (Hyperhidrosis). Darüber hinaus ist der Salbei eine sehr vielseitige Heilpflanze.

Nachfolgend die wichtigsten Anwendungsgebiete des Salbeis:

- Angina
- Bronchitis
- Diabetes
- Durchfall
- Ekzeme
- Fußschweiß
- Geschwüre
- Gürtelrose
- Gallenschwäche
- Gedächtnisschwäche
- Gesichtsrose
- Haarausfall
- Halsschmerzen
- Hauterkrankungen
- Heiserkeit
- Hitzewallungen
- Husten
- Insektenstiche
- Kehlkopfkatarrh
- Lungenschwäche
- Magenbeschwerden
- Mandelentzündungen
- Mundgeruch
- Mundschleimhautentzündungen
- Nachtschweiß
- Rachenentzündungen
- Raucherhusten
- Starkes Schwitzen
- Übergewicht
- Verdauungsschwäche
- Verstopfung
- Wechseljahrsbeschwerden
- Weißfluss
- Wunden
- Zahnfleischbluten
- Zahnfleischentzündungen

Anwendung

Man kann den Salbei als Tee, Tinktur, ätherisches Öl oder als Bonbons nutzen.

Salbei-Tee

Für einen Salbei-Tee übergießt man ein bis zwei Teelöffel Salbeiblätter mit kochendem Tee und lässt ihn 10 bis 15 Minuten ziehen. Dann abseihen und in kleinen Schlucken trinken.

Der Salbei-Tee hilft bei Halsentzündungen aller Art und gegen andere Entzündungen der Atemwege. Man kann ihn außerdem gegen Schweißausbrüche und alle anderen innerlichen Krankheiten der Anwendungsliste trinken. Mit dem Salbei-Tee kann man auch den Mund spülen oder gurgeln.

Salbei-Tinktur

Eine Salbei-Tinktur kann man sich selber herstellen (siehe ab Seite 106) oder in Apotheken oder anderen Läden kaufen.

Verdünnte Salbei-Tinktur eignet sich besonders gut zum Spülen des Mundes oder zum Gurgeln bei Halsentzündung.

Salbei-Bonbons

Lutschbonbons aus Salbei sind sehr beliebt, weil sie gegen Halsbeschwerden helfen. Sänger und Redner verwenden sie gerne.

Salbei äußerlich

Äußerlich kann man den Salbei als Tee, oder verdünnt als Tinktur und reines ätherisches Öl verwenden.

Man kann den Salbei für Umschläge, Waschungen oder Bäder nutzen.

So kann man den Schweiß hemmen und Hautentzündungen aller Art behandeln. Auch gegen hartnäckige, eitrige Geschwüre kann der Salbei helfen.

Das ätherische Salbei-Öl kann man auch in selbstgemachten Salben und Cremes einsetzen (siehe Seite 122).

Achtung! Ätherisches Salbeiöl kann bei empfindlichen Menschen epileptische Anfälle auslösen.

Pflanzenbeschreibung

In Südeuropa ist der Salbei heimisch. Er kann aber sehr gut in mitteleuropäischen Gärten angebaut werden. Wenn er sich einmal dort eingelebt hat, wird er über Jahre hinweg immer größer, bis er mehr als einen Quadratmeter Fläche einnimmt.

Der Salbei ist eine mehrjährige Pflanze mit verholzenden Stengeln. Die weichen, filzartigen, länglichen Blätter wachsen im Frühjahr neu, bleiben aber meistens über den Winter hinweg am Strauch. Im Winter wirken die Blätter silbrig, im Frühjahr kräftig grün. Sie duften stark balsamisch.

In der zweiten Maihälfte oder Anfang Juni blüht der Salbei mit großen violetten Blütenständen, die wunderbar zart und würzig duften. Normalerweise werden diese Blüten nicht medizinisch genutzt, aber sie sind eine köstliche Bereicherung eines Kräutertees.

Schafgarbe

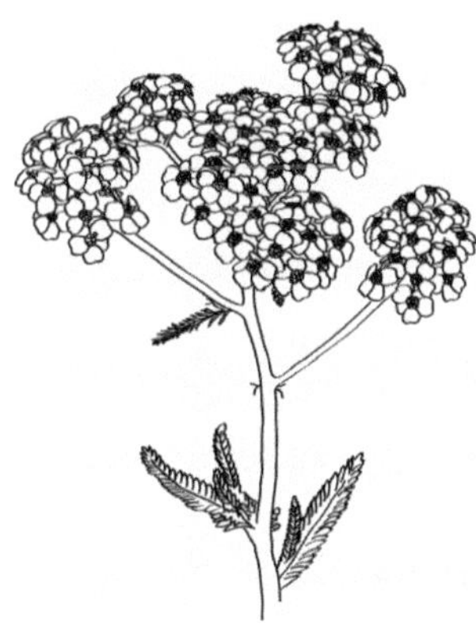

Die Schafgarbe ist eine der häufigsten Wildblumen in Mitteleuropa. Man findet ihre weißen Korbblüten fast überall an den Wegrändern.

Dass die Schafgarbe außerdem eine wertvolle Heilpflanze ist, wissen vor allem die Frauen, denn Schafgarbe ist eine traditionelle Frauenheilpflanze.

Sie hilft jedoch auch gegen Wunden, Verdauungsprobleme und Durchblutungsstörungen. In mancher Hinsicht ist die Heilkraft der Schafgarbe mit der Kamille vergleichbar. Sie teilen auch das gleiche kostbare entzündungshemmende ätherische Öl Azulen, die Schafgarbe hat davon jedoch etwas weniger.

Steckbrief

Wissenschaftlicher Name:	Achillea millefolium
Pflanzenfamilie:	Korbblütler = Asteraceae
Andere Namen:	Bauchwehkraut, Blutstillkraut, Frauenkraut, Gotteshand, Katzenschwanz, Lämmerzunge, Tausendblatt
Wichtige Inhaltstoffe:	Ätherisches Öl, Azulen, Eukalyptol, Gerbstoffe, Flavone, Bitterstoffe, antibiotische Substanzen
Verwendete Teile:	Das ganze blühende Kraut, Blüten
Zubereitungsformen:	Tee, Tinktur
Bezugsquellen:	Natur, Apotheke, Kräuterladen
Sammelzeit:	Juni bis September
Wirkungen:	blutreinigend, blutstillend, entzündungshemmend, hormonausgleichend, krampflösend, gefäßtonisierend
Haupt-Anwendungen:	Frauenkrankheiten

Anwendungsgebiete

Der Schwerpunkt der Schafgarben-Anwendung liegt im Bereich von Frauen-Krankheiten. Doch darüber hinaus sind die Heilwirkungen der Schafgarbe sehr vielseitig. Daraus ergeben sich viele mögliche Anwendungsgebiete.

Nachfolgend die wichtigsten Anwendungsgebiete der Schafgarbe:

- Afterjucken
- Akne
- Angina Pectoris (unterstützend)
- Aufgesprungene Hände
- Bluthochdruck
- Blutungen
- Diabetes
- Durchblutungsstörungen
- Durchfall
- Ekzeme
- Erysipel
- Gesichtsrose
- Gürtelrose
- Gallenkoliken
- Gastritis
- Geschwüre
- Hämorrhoiden
- Herzschwäche
- Krampfadern
- Kreislaufschwäche
- Menstruationsbeschwerden
- Migräne
- Neuralgien
- Nierenschwäche
- Östrogen-Dominanz
- Pfortaderstauungen
- PMS
- Rheuma
- Schaufenster-Krankheit
- Schnupfen
- Schuppenflechte
- Sonnenbrand
- Wechseljahrsbeschwerden
- Weißfluss
- Wunde Brustwarzen beim Stillen
- Wundheilung

Anwendung

Die Schafgarbe wird vorwiegend als Tee verwendet, sowohl innerlich als äußerlich, wahlweise einzeln oder mit anderen Kräutern gemischt.

Das ätherische Öl wird eher selten eingesetzt, weil es sehr teuer ist.

Schafgarben-Tee innerlich

Das Schafgarben-Kraut wird als ganz normaler Aufguss zubereitet. Ein Teelöffel Schafgarben-Kraut wird mit einer Tasse kochendem Wasser übergossen und zehn bis 15 Minuten ziehen gelassen. Danach abseihen und in kleinen Schlucken trinken.

Der Geschmack eines Schafgarben-Tees ist relativ neutral, nicht besonders wohlschmeckend. Die Wirkung ist aber sehr gut.

Daher wird die Schafgarbe häufig mit anderen Kräutern zu einem Mischtee kombiniert.

Weil die Schafgarbe unter anderem progesteronähnliche Phytohormone enthält, hilft sie bei fast allen Beschwerden, die typisch für Frauen sind, beispielsweise das prämenstruelle Syndrom und Beschwerden der Wechseljahre. Gegen Migräne kann die Schafgarbe helfen, wenn diese im Zusammenhang mit hormonellen Schwankungen steht.

Eine besondere Stärke der Schafgarbe ist auch, dass sie die Durchblutung fördert. Dadurch kann sie gegen Krankheiten helfen, die mit Durchblutungsstörungen im Zusammenhang stehen, beispielsweise Angina Pectoris oder Schaufenster-Krankheit.

Schafgarben-Tee äußerlich

Äußerlich kann man Schafgarben-Tee als Umschlag, zu Waschungen oder Bädern verwenden.

Weil die Schafgarbe entzündungshemmend wirkt, kann man mit ihr alle Arten von Hautentzündungen behandeln. Sie wirkt auch blutstillend, weshalb man mit der Schafgarbe leichte Blutungen stillen kann.

Mit der äußerlichen Behandlung kann man auch innerliche Probleme lindern, beispielsweise Nervenschmerzen oder Rheuma.

Pflanzenbeschreibung

Die Schafgarbe ist in ganz Europa heimisch. An Wegrändern und auf Wiesen ist sie eine oft gesehene Wildpflanze.

Der Anbau im Garten ist hingegen nicht ganz einfach. Die Schafgarbe bleibt dem Garten nur dann treu, wenn sie sich dort wohl fühlt.

Die Schafgarbe ist eine mehrjährige Pflanze aus der Familie der Korbblütengewächse. Sie wird meistens kaum einen halben Meter hoch.

Im Frühjahr wachsen die fein gefiederten, schmalen Blätter der Schafgarbe aus dem Boden. Etwas später kommt der zähe Stengel. Der Stengel verzweigt sich etwas, wenn genug Platz ist.

Am oberen Ende der Stengel bilden sich weiße Blüten, die in einer Scheindolde stehen.

Spitzwegerich

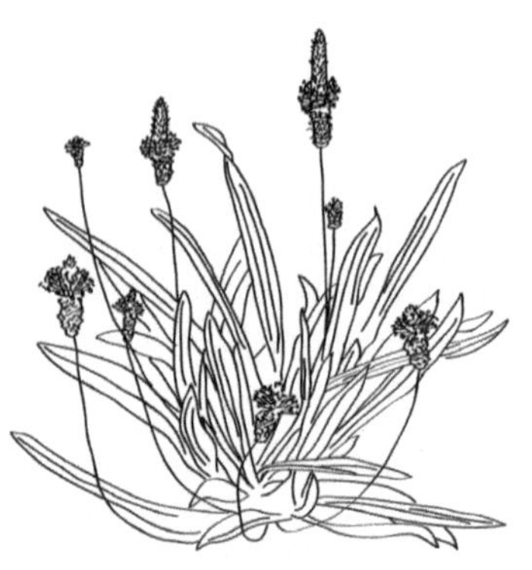

Der Spitzwegerich steht unauffällig am Wegrand und auch wenn er blüht, zeichnet er sich nicht durch farbenfrohe Blütenfülle aus. Nur seine langen, schmalen Blätter verleiten zu einem zweiten Blick.

Doch wenn man den Spitzwegerich erst einmal kennt, und weiß, über welch nützliche Heilwirkungen er verfügt, dann wird man ihn kaum noch übersehen.

Einerseits ist der Spitzwegerich eine gute Heilpflanze gegen Husten und andererseits ist er kleine Notfallapotheke direkt am Wegesrand, mit der man kleine Wunden, Insektenstiche und Brennnesselverbrennungen direkt vor Ort behandeln kann.

Steckbrief

Wissenschaftlicher Name:	Plantago lanceolata
Pflanzenfamilie:	Wegerichgewächse = Plantaginaceae
Andere Namen:	Heilwegerich, Hundsrippen, Lämmerzunge, Lungenblattl, Rippenkraut, Schlangenzunge, Spiesskraut, Wegreich
Wichtige Inhaltstoffe:	Schleimstoffe, Saponine, antibiotische Stoffe, Glykoside, Aucubin, Gerbstoffe, Kieselsäure, Lab-Enzym, Vitamin C
Verwendete Teile:	Blätter, Wurzeln, Samen
Zubereitungsformen:	Tee, Tropfen, Sirup
Bezugsquellen:	Natur, Apotheke, Kräuterladen
Sammelzeit:	Mai bis August
Wirkungen:	antibakteriell, adstringierend, blutreinigend, blutstillend, entzündungshemmend, harntreibend, schleimlösend
Haupt-Anwendungen:	Husten, Wunden

Anwendungsgebiete

Die Hauptanwendungsgebiete des Spitzwegerichs sind Katarrhe der oberen Luftwege, wie Husten oder Bronchitis. Auch gegen Wunden aller Art wird er gerne eingesetzt. Er kann aber auch gegen Probleme der inneren Häute, wie beispielsweise der Verdauungsorgane oder der Harnwege helfen.

Nachfolgend die wichtigsten Anwendungsgebiete des Spitzwegerichs:

- Afterjucken
- Appetitlosigkeit
- Asthma
- Blasenschwäche
- Bronchitis
- Darmschleimhaut-entzündung
- Durchfall
- Ekzeme
- Erkältung
- Fettsucht
- Furunkel
- Hämorrhoiden
- Halsentzündung
- Halsschmerzen
- Hautabschürfungen
- Husten
- Insektenstiche
- Keuchhusten
- Leberschwäche
- Magenschleimhaut-entzündung
- Ödeme
- Quetschungen
- Soor (Candida)
- Verbrennungen
- Verstopfung
- Wunden, blutend

Anwendung

Spitzwegerich wird häufig in Mischtees gegen Husten eingesetzt. Auch als Sirup wird Spitzwegerich viel angeboten.

Zur Hautbehandlung kann man ihn frisch oder als Tee verwenden.

Spitzwegerich-Tee innerlich

Einen Spitzwegerich-Tee kann man als einfachen Aufguss zubereiten. Dazu übergießt man ein bis zwei Teelöffel Spitzwegerich-Blätter mit einer Tasse kochendem Wasser und lässt den Tee zehn bis 15 Minuten ziehen. Dann abseihen und in kleinen Schlucken trinken. Man kann den Spitzwegerich einzeln trinken oder mit anderen Kräutern kombinieren.

Besonders gut hilft Spitzwegerich-Tee gegen Katarrhe der Atemwege, weil der Spitzwegerich antibiotisch, entzündungshemmend und schleimlösend wirkt. Auch Entzündungen im Magen-Darm-Bereich können durch Spitzwegerichtee gelindert werden. Da Spitzwegerich den Stoffwechsel anregt, kann er auch gegen Übergewicht helfen.

Spitzwegerich-Sirup

Um die hustenlindernde Wirkung des Spitzwegerichs mit dem ebenso heilwirksamen Honig zu kombinieren, wird Spitzwegerich häufig als Sirup zubereitet. Auch mit Zucker anstelle des Honigs wird mancher Sirup hergestellt, denn die süße Form sorgt dafür, dass Kinder die Kräutermedizin gerne einnehmen.

Ein Rezept für Spitzwegerich-Sirup finden Sie ab Seite 110.

Achtung! Kein Honig für Babies!

Spitzwegerich-Tee äußerlich

Äußerlich kann man Spitzwegerich-Tee als Waschung, in Bädern oder als Umschlag einsetzen. Entzündliche Vorgänge der Haut und Wunden können so behandelt werden, beispielsweise Ekzeme oder Neurodermitis.

Erste-Hilfe-Versorgung mit frischen Blättern

Eine besonders praktische Heilmöglichkeit des Spitzwegerichs ist seine Anwendung direkt vor Ort. Wenn man sich unterwegs verletzt hat oder von einem Insekt gestochen wurde, kann man frische Spitzwegerichblätter verwenden, die glücklicherweise sehr häufig am Wegrand wachsen.

Dazu zerreibt man ein oder zwei Blätter mit den Fingern oder zerkaut sie, bis der Saft austritt. Dann legt man die breiigen Blätter auf die Wunde oder Stichstelle. Leichte Blutungen werden gestillt, Entzündungen und Infektionen verhindert.

Pflanzenbeschreibung

Der Spitzwegerich ist in Europa und Asien heimisch. Man findet ihn häufig am Wegrand und auf Wiesen. Er ist eine mehrjährige Pflanze.

Im Frühjahr wachsen lanzenähnliche Blätter in einer Rosette aus dem Boden. Die schmalen Blätter haben mehrere parallel verlaufende Rippen.

Ab Mai wachsen in der Mitte der Blattrosette kantige Stengel, die sich nicht verzweigen. An der Spitze der Stengel entsteht je eine bräunliche, ährenförmige Blüte.

Thymian

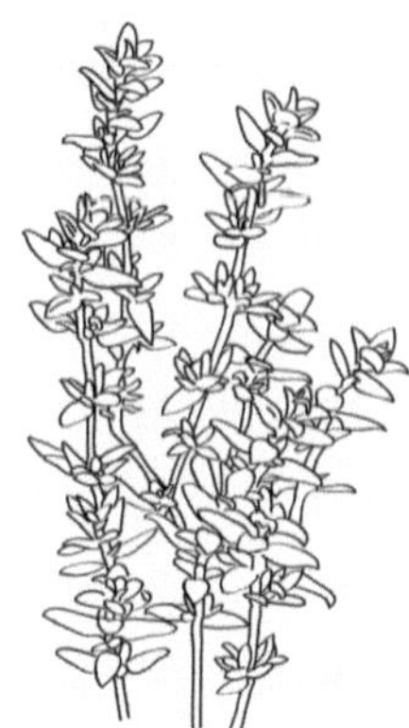

Der Thymian ist den meisten Menschen als mediterranes Küchengewürz bekannt. Doch er ist auch eine wertvolle Heilpflanze mit vielseitigen Heilwirkungen, vor allem gegen Husten.

Neben der Kamille ist auch der Thymian geeignet, als komplette Hausapotheke zu dienen. So kann man sich im Garten oder im Balkonkasten mit dieser pflegeleichten, winterharten Pflanze eine kleine Apotheke für alle Fälle kultivieren.

Dank seiner desinfizierenden Wirkung, die sowohl Bakterien, Viren als auch Pilze bekämpft, kann der Thymian gegen die meisten Infektionen eingesetzt werden. Außerdem wirkt er entzündungshemmend, entkrampfend und schmerzstillend.

Das macht den Thymian zu einem echten Könner unter den Heilpflanzen.

Steckbrief

Wissenschaftlicher Name:	Thymus vulgaris
Pflanzenfamilie:	Lippenblütler = Lamiaceae
Andere Namen:	Chölm, Demut, Garten-Thymian, Immenkraut, Kunerle, Römischer Quendel, Spanisches Kudelkraut, Zimis
Wichtige Inhaltstoffe:	Ätherische Öle, u.a. Thymol, Kampfer, Bitterstoff, Gerbstoff, Flavonoide, Cumarine, Harz, Saponin, Salicylate, Zink
Verwendete Teile:	Blätter
Zubereitungsformen:	Tee, Tinktur, Sirup, Gewürz
Bezugsquellen:	Garten, Apotheke, Läden
Sammelzeit:	April bis Oktober
Wirkungen:	anregend, antibiotisch, beruhigend, entzündungshemmend, krampflösend, schleimlösend, schmerzstillend
Haupt-Anwendungen:	Husten, Verdauungsschwäche

Anwendungsgebiete

Aufgrund der vielfältigen Heilwirkungen des Thymians sind auch seine Anwendungsgebiete sehr umfangreich.

Hier können daher nur die wichtigsten Krankheiten und Anwendungsgebiete des Thymians aufgelistet werden.

- Asthma
- Blähungen
- Blasenentzündung
- Bronchitis
- Durchfall
- Ekzeme
- Entzündete Wunden
- Erkältung
- Furunkel
- Gürtelrose
- Gelenkschmerzen
- Gesichtsrose
- Gicht
- Halsentzündung
- Heiserkeit
- Husten
- Kater
- Kehlkopfkatarrh
- Keuchhusten
- Krampfhusten
- Leberschwäche
- Luftröhrenkatarrh
- Magenbeschwerden
- Menstruationsstörungen
- Mundgeruch
- Nervenschwäche
- Nierenentzündung
- Periodenkrämpfe
- Pickel
- Quetschungen
- Reizhusten
- Rheuma
- Schlaflosigkeit
- Schnittwunden
- Schwer heilende Wunden
- Sodbrennen
- Unterleibskrankheiten
- Verdauungsschwäche
- Verrenkungen
- Verstauchungen
- Wechseljahrsbeschwerden
- Zahnfleischentzündung

Anwendung

Die Anwendungsarten des Thymians sind ebenso vielseitig wie seine Anwendungsgebiete. Man kann ihn als Tee, Sirup, ätherisches Öl oder Gewürz verwenden. Auch die Nutzung als Tinktur oder Bonbons wäre denkbar, sie sind jedoch nicht sehr verbreitet.

Thymian-Tee innerlich

Einen Thymian-Tee kann man als normalen Aufguss zubereiten. Dazu übergießt man einen Teelöffel Thymian-Blätter mit einer Tasse kochendem Wasser und lässt den Tee zehn bis 15 Minuten lang ziehen. Dann abseihen und in kleinen Schlucken trinken. Man kann den Thymian wahlweise als Einzeltee trinken, wo er recht kräftig und würzig schmeckt oder man kombiniert ihn mit anderen Kräutern zu einem Mischtee.

Thymian-Tee eignet sich nicht nur zur Behandlung von Husten und Erkältung, sondern auch von Verdauungsbeschwerden, Frauenbeschwerden, oder von Problemen der Harnorgane, des Nervensystems oder des Stoffwechsels.

Thymian-Sirup

Als Sirup ist der Thymian nicht so verbreitet wie der Spitzwegerich. Aber zur Hustenbehandlung kann man auch den Thymian als Sirup zubereiten. Dann freuen sich hustende Kinder über die wohlschmeckende Medizin.

Thymian-Tee äußerlich

Zur äußerlichen Anwendung kann man Thymian-Tee für Umschläge, Waschungen oder Bäder verwenden. Damit kann man entzündliche Hautprobleme oder Verletzungen behandeln, sowohl stumpfe Verletzungen, wie Prellungen, als auch blutende Verletzungen, wie Schnittwunden.

Ätherisches Thymian-Öl äußerlich

Das ätherische Öl des Thymians kann man in Cremes einarbeiten und zur Behandlungen von Entzündungen der Haut verwenden.

Thymian als Gewürz

In seiner bekanntesten Anwendung als Gewürz kann man den Thymian zur Stärkung der Verdauung verwenden. Er hilft schwer verdauliche Speisen gut zu verdauen und ist dadurch mehr als ein Gewürz.

Pflanzenbeschreibung

Der Thymian ist ursprünglich in den Mittelmeerländern heimisch, gedeiht aber auch in mitteleuropäischen Gärten sehr gut. Er ist ein kleiner Halbstrauch, der auch im Winter grün bleibt.

An den teilweise verholzten Stengeln wachsen winzige ovale Blättchen, die stark würzig riechen.

Die kleinen hellrosa Blüten erscheinen meist im Frühsommer und stehen in rundlichen Ähren an der Spitze der Stengel.

Weitere 24 nützliche Heilpflanzen

Mit den zwölf zuvor beschriebenen Heilpflanzen kommt man in der Hausapotheke zwar schon sehr weit, doch es gibt noch so viel mehr wichtige Heilpflanzen. Durch zusätzliche Heilpflanzen kann man die Möglichkeiten noch erweitern, die man durch die Kräuter-Hausapotheke hat.

Je nachdem, wo die persönlichen gesundheitlichen Schwachpunkte liegen, kann man sich die eine oder andere ergänzende Heilpflanze anschaffen und die Hausapotheke damit erweitern. Dazu eignen sich nicht nur die nachfolgend vorgestellten 24 Heilpflanzen, sondern auch alle anderen verfügbaren Heilkräuter.

Die folgenden 24 Pflanzen haben wir ausgewählt, weil sie unseren Bedingungen für wichtige Heilpflanzen sehr nahe kommen. Sie sind also mehr oder weniger vielseitig, leicht erhältlich, heimisch und ungiftig.

- Aloe vera
- Angelika
- Anis
- Bärentraube
- Birke
- Frauenmantel
- Goldrute
- Hirtentäschel
- Holunder
- Ingwer
- Königskerze
- Lavendel
- Linde
- Löwenzahn
- Meerrettich
- Mistel
- Rosmarin
- Rosskastanie
- Schachtelhalm
- Sonnenhut
- Wacholder
- Wegwarte
- Weißdorn
- Zimt

Nicht auf alle dieser Heilpflanzen treffen alle vier Kriterien vollständig zu, deshalb gehören sie auch nicht zu den zwölf wichtigsten Pflanzen.

Die Bärentraubenblätter sind beispielsweise nicht sehr vielseitig, dafür aber enorm hilfreich bei Blasenentzündungen. Die Wegwarte ist nicht sehr leicht erhältlich, dafür wächst sie aber auch häufig wild. Aloe vera, Ingwer und Zimt sind nicht heimisch, aber sehr nützlich als Heilpflanze. Die Mistel ist leicht giftig, vor allem ihre Beeren, aber die werden gar nicht verwendet. Ihre Blätter wirken, maßvoll eingesetzt, sehr gut gegen Bluthochdruck. Trotz aller Gründe, sich für diese 24 Heilpflanzen zu entscheiden, hätten es aber auch hunderte von anderen sein können, die Wahl fiel also nicht leicht.

Aloe vera

Die Aloe vera wird zu Recht auch Wüstenlilie genannt, denn sie wächst normalerweise in Wüstengegenden und ist eine Lilienart. Immer öfter findet man die Aloe jedoch auch in mitteleuropäischen Wohnzimmern, wo sie in großen Blumentöpfen gut gedeiht.

Die Aloe enthält zwei sehr unterschiedliche wirksame Pflanzenteile. Da ist einerseits das Gel, das sich im Innern der dicken Blätter befindet. Mit diesem sanften Gel kann man nahezu alle Arten von Hautkrankheiten behandeln und auch die Schleimhäute der Verdauungsorgane besänftigen.

Ganz anders wirkt das gelbliche, flüssige Harz, das direkt unter der Blatthaut im Innern der Blätter sitzt. Dieses Harz hat eine stark abführende und hautreizende Wirkung. Inzwischen wird es als leicht giftig betrachtet und nur noch selten als Abführmittel verwendet.

Das Gel findet sich jedoch in zahlreichen Produkten, vor allem zur Hautpflege, aber auch in Jogurts und als Nahrungsergänzung.

Steckbrief

Wissenschaftlicher Name:	Aloe vera
Pflanzenfamilie:	Affodillgewächse = Asphodelaceae
Andere Namen:	Wüstenlilie
Wichtige Inhaltstoffe:	Wasser, Aminosäuren, Mineralien, Vitamine, Enzyme, Glykoproteine, Anthrachinon- und Anthrazen-Derivate, nur im Blattharz: Aloin - ein Glykosid
Verwendete Teile:	Gel, Harz
Zubereitungsformen:	Frisches Gel, Harz, Cremes, Diverses
Bezugsquellen:	Blumentopf, Apotheke, Läden
Sammelzeit:	Je nach Blattgröße
Wirkungen:	Abführend, befeuchtend, entzündungshemmend, lindernd, reizmildernd
Anwendungsgebiete:	**Hautentzündungen**, Geschwüre, Neurodermitis, Schuppenflechte, Diabetes, Reizdarm, Verstopfung

Angelika

Die stattliche Angelika durfte früher in keinem Bauerngarten fehlen, weil sie so starke Heilkräfte hat. Doch heutzutage findet man sie immer seltener in Gärten, weil sie nicht so einfach anzubauen ist. Die zweijährige Pflanze wird mannshoch und trägt große Dolden als Blüte.

Vor allem ihre ätherischen Öle und die Bitterstoffe sind für die Heilwirkung der Angelika verantwortlich. Sie wird vor allem gegen Erkrankungen der Atmungsorgane und des Verdauungssystems eingesetzt. Außerdem hilft sie gegen verschiedene Frauenbeschwerden.

Auch der Kreislauf und das Herz werden durch die Angelika gestärkt und die Rekonvaleszenz nach schweren Krankheiten gefördert. Bei Kopfschmerzen und Migräne kann man die Angelika ebenso versuchen.

Steckbrief

Wissenschaftlicher Name:	Angelica archangelica
Pflanzenfamilie:	Doldenblütler = Apiaceae
Andere Namen:	Engelwurz, Brustwurz, Heiligenwurzel, Theriakwurz, Waldbrustwurz,
Wichtige Inhaltstoffe:	Ätherisches Öl, Xanthotoxin, Imperatorin, Umbelliferon, Bitterstoff
Verwendete Teile:	Wurzel, Samen
Zubereitungsformen:	Tee, Tinktur, Magenbitter, Salbe
Bezugsquellen:	Garten, Apotheke, Läden
Sammelzeit:	Spätherbst
Wirkungen:	Antiseptisch, abwehrsteigernd, auswurffördernd, entzündungshemmend, kraftspendend, krampflösend, schleimlösend
Anwendungsgebiete:	**Verdauungsschwäche**, Erkältung, Erschöpfung, Husten, Kreislaufschwäche, Menstruationsbeschwerden, Migräne, Wechseljahrsbeschwerden

Anis

Der Anis ist der liebliche Bruder des Fenchels. Er riecht, schmeckt und wirkt ganz ähnlich, wie der Fenchel, ist aber süßer und daher gut für Bonbons, Getränke und Kleingebäck geeignet.

Ein Tee mit Anis schmeckt süß und lecker, weshalb man Anis auch als Geschmacksverbesserer in Mischtees einsetzen kann.

Besonders gut hilft Anis gegen Husten und Blähungen. Weil das typische Kinderbeschwerden sind, und der Anis so wohlschmeckend ist, eignet sich Anis gut zur Behandlung von kranken Kindern.

Man kann den Anis auch gegen andere krampfartige Beschwerden der Atmungs- und Verdauungsorgane einsetzen. Er hilft auch gegen Schlafstörungen, weil er entspannend und beruhigend wirkt. Stillenden Müttern hilft der Anis bei der Bildung von reichlich Milch.

Steckbrief

Wissenschaftlicher Name:	Pimpinella anisum, Anisum vulgare
Pflanzenfamilie:	Doldenblütler = Apiaceae
Andere Namen:	Anais, Arnis, Brotsamen, Enes, Enis, Einis, Jenes, Römischer Fenchel
Wichtige Inhaltstoffe:	Ätherisches Öl, Anethol, Salicylate
Verwendete Teile:	Samen
Zubereitungsformen:	Tee, Tinktur, Bonbons, Gebäck
Bezugsquellen:	Apotheke, Läden
Sammelzeit:	Frühherbst
Wirkungen:	Antibakteriell, beruhigend, entspannend, harntreibend, krampflösend, schleimlösend, tonisierend, wärmend
Anwendungsgebiete:	**Husten**, Asthma, Blähungen, Bronchitis, Darmkrämpfe, Durchfall, Halsschmerzen, Kopfschmerzen, Magenkrämpfe, Schlaflosigkeit, Schluckauf, Verdauungsschwäche

Bärentraube

Die Bärentraube ähnelt stark der Preiselbeere und ist auch mit ihr verwandt. Sie wächst im Gebirge, ist inzwischen sehr selten und steht unter Naturschutz.

Als Heilpflanze ist die Bärentraube sehr wichtig, weil ihre Blätter sehr gut gegen Blasenentzündung helfen. Bei einer entzündeten Blase ist sie das erste Heilkraut der Wahl. Man sollte dann täglich mindestens drei Tassen Bärentraubenblätter-Tee trinken. Auch bei anderen Erkrankungen der Harnorgane kann die Bärentraube helfen, ebenso bei Durchfall und Gallenproblemen.

Doch man sollte die Bärentraubenblätter nicht zu oft einsetzen, denn im Übermaß könnten ihre starken Wirkstoffe krebserregend wirken. Fünf Mal im Jahr für je eine Woche ist das gesunde Maximum.

Steckbrief

Wissenschaftlicher Name:	Arctostaphylos uva-ursi
Pflanzenfamilie:	Heidekrautgewächse = Ericaceae
Andere Namen:	Bärentraubenblatt, Mehlbeere, Moosbeere, Sandbeere, Steinbeere
Wichtige Inhaltstoffe:	Glykoside Arbutin und Methylarbutin, Gerbsäure, Gerbstoff, Vitamin C, Alantoin, Flavone, Salizylsäure
Verwendete Teile:	Blätter
Zubereitungsformen:	Tee
Bezugsquellen:	Apotheke, Läden
Sammelzeit:	April bis Oktober
Wirkungen:	adstringierend, antibakteriell, harntreibend, tonisierend
Anwendungsgebiete:	**Blasenentzündung**, Blasensteine, Bettnässen, Bronchitis, Durchfall, Gallenbeschwerden, Kopfschmerzen Nierenbeckenentzündung, Nierengrieß

Birke

Die Birke wird dankt ihrer weißen Rinde von den meisten Menschen erkannt. Dass dieser freundliche Baum auch starke Heilkräfte hat, wissen jedoch nicht so Viele.

Vor allem die Blätter der Birke haben nicht nur eine blutreinigende Wirkung, sondern sind auch entzündungshemmend, galletreibend und harntreibend, was für einen vielseitigen Einsatz als Heilpflanze spricht.

Besonders gerne wird die Birke gegen Frühjahrsmüdigkeit und Übergewicht verwendet, weil sie den Stoffwechsel anregt und die Ausscheidung von Abfallstoffen fördert. Wegen dieser Wirkungen wird sie auch bei Krankheiten der Harnorgane und Hauterkrankungen eingesetzt.

Meistens werden die Birkenblätter in Tees getrunken, wahlweise allein oder in Teemischungen.

Steckbrief

Wissenschaftlicher Name:	Betula alba
Pflanzenfamilie:	Birkengewächse = Betulaceae
Andere Namen:	Maibaum, Frühlingsbaum, Besenbaum, Bork, Bark, Hexenbesen, Weißbirke
Wichtige Inhaltstoffe:	Ätherische Öle, Gerbstoffe, Bitterstoffe, Vitamin C, Harz, Saponine, Flavone
Verwendete Teile:	Blätter, Blattknospen, Saft
Zubereitungsformen:	Tee, Tinktur, frischer Saft
Bezugsquellen:	Natur, Garten, Apotheke, Läden
Sammelzeit:	Blattknospen: März, Saft: März - Mai, Blätter: Mai - Juni
Wirkungen:	blutreinigend, entzündungshemmend, galletreibend, harntreibend
Anwendungsgebiete:	**Frühjahrsmüdigkeit**, Allergien, Blasenentzündung, Durchfall, Ekzeme, Gicht, Juckreiz, Haarausfall, Hautprobleme, Nierenschwäche, Ödeme, Rheuma, Schuppen, Übergewicht

Frauenmantel

Der Frauenmantel fällt durch seine gelappten Blätter auf, in denen sich morgens die Tautropfen sammeln. Seine gelblichen, zarten Blüten sind federleicht aber eher unauffällig.

Wie der Name schon andeutet, ist der Frauenmantel vor allem eine Heilpflanze gegen Frauenbeschwerden. Er hat eine milde progesteronartige Wirkung, wodurch er bei vielen typischen Erkrankungen der Frauen gute Hilfe leisten kann.

Außerdem kann man den Frauenmantel auch bei Entzündungen der Atemwege und der Verdauungsorgane einsetzen. Auch bei Hautentzündungen kann er gute Dienste leisten. Frauenmantel wird vor allem als Tee verwendet.

Steckbrief

Wissenschaftlicher Name:	Alchemilla vulgaris
Pflanzenfamilie:	Rosengewächse = Rosaceae
Andere Namen:	Frauenhäubel, Liebfrauenmantel, Marienkraut, Milchkraut, Sintau, Taufänger
Wichtige Inhaltstoffe:	Gerbstoffe, Bitterstoffe, Phytosterin, Glykoside, Saponine, Tannine
Verwendete Teile:	Das blühende Kraut
Zubereitungsformen:	Tee
Bezugsquellen:	Natur, Garten, Apotheke, Kräuterladen
Sammelzeit:	Mai bis September
Wirkungen:	beruhigend, blutbildend, blutreinigend, blutstillend, entzündungshemmend, harntreibend, krampflösend
Anwendungsgebiete:	**Frauenkrankheiten**, Durchfall, Ekzeme, Erkältung, Halsentzündung, Menstruationsbeschwerden, Östrogen-Dominanz, Periodenkrämpfe, PMS, Schnupfen, Wechseljahrsbeschwerden, Weißfluss

Goldrute

Im Spätsommer schmücken große Gruppen der Goldrute brachliegende Ecken mit ihren kräftig leuchtend gelben Blüten. Bei dieser üppig auftretenden Goldrute handelt es sich um die kanadische Variante. Die einheimische Goldrute ist unauffälliger und wächst vor allem an lichten Stellen im Wald. Beide sind stark heilkräftig und können ähnlich benutzt werden.

Der Haupteinsatzbereich der Goldrute sind Erkrankungen der Harnorgane, denn sie wirkt stark harntreibend und fördert die Ausscheidung. Wegen dieser starken Reizwirkung darf man sie nicht bei Nierenversagen nutzen.

Bei Blasenentzündungen ist Goldrutentee jedoch sehr hilfreich, weil sie nicht nur die Blase gut durchspült, sondern auch entzündungshemmend wirkt. Aus den gleichen Gründen hilft die Goldrute auch gegen Rheuma, Gicht und Wasseransammlungen im Gewebe. Auch zur Wundheilung und gegen Insektenstiche kann man die Goldrute verwenden.

Steckbrief

Wissenschaftlicher Name:	Solidago virgaurea
Pflanzenfamilie:	Korbblütler = Asteraceae
Andere Namen:	Heilwundkraut, Machtheilkraut, Gülden Wundkraut, Petrusstab, Himmelbrand
Wichtige Inhaltstoffe:	Saponin, Bitterstoff, Inulin, Gerbstoff, ätherisches Öl
Verwendete Teile:	Das blühende Kraut
Zubereitungsformen:	Tee
Bezugsquellen:	Natur, Garten, Apotheke, Kräuterladen
Sammelzeit:	Juli bis Oktober
Wirkungen:	adstringierend, harntreibend, blutreinigend, entzündungshemmend
Anwendungsgebiete:	**Blasenentzündungen**, Blähungen, Darmentzündung, Diabetes, Durchfall, Gicht, Insektenstiche, Nierengrieß, Nierensteine, Ödeme, Wundheilung, Rheuma, Wassersucht

Hirtentäschel

Das Hirtentäschel ist eine unauffällige, kleine Pflanze, die häufig an Wegrändern und auf Wiesen wächst. Doch wenn man genauer hinschaut, entdeckt man drollige kleine Täschchen entlang des Stengels.

Die wichtigste Wirkung des Hirtentäschels ist seine starke blutstillende Wirkung. Daher kann man es gegen Blutungen aller Art verwenden. Außerdem reguliert das Hirtentäschel den Kreislauf, weshalb es sowohl gegen zu hohen als auch gegen zu niedrigen Blutdruck hilft. Eine weitere wichtige Fähigkeit des Hirtentäschels ist die Förderung von Wehen. Daher sollte man es nicht während der Schwangerschaft einsetzen, wohl aber nach Beginn der Geburt, um die Wehen zu fördern und die Geburt zu erleichtern.

Steckbrief

Wissenschaftlicher Name:	Capsella bursa-pastoris
Pflanzenfamilie:	Kreuzblütler = Brassicaceae
Andere Namen:	Bettseicherle, Blutwurz, Herzel, Säckelchrut, Täschelkraut, Taschendieb
Wichtige Inhaltstoffe:	Cholin, Acethylcholin, Tyramin, Brusasäure, Saponin, Kalium, Gerbstoff
Verwendete Teile:	Das ganze Kraut
Zubereitungsformen:	Tee
Bezugsquellen:	Natur, Apotheke, Kräuterladen
Sammelzeit:	Juni bis August
Wirkungen:	blutstillend, blutreinigend, adstringierend, entzündungshemmend, menstruationsfördernd, wehenfördernd
Anwendungsgebiete:	**Blutungen**, Arteriosklerose, Bluthochdruck, Gebärmutterblutungen, Hämorrhoiden, Krampfadern, Kreislaufschwäche, Menstruationsstörungen, Nasenbluten, niedriger Blutdruck, Ohrenschmerzen, Zu starke Menstruationsblutungen

Holunder

Der Holunder ist ein häufig vorkommender Strauch, der nicht nur in der Natur anzutreffen ist, sondern auch gerne in Gärten heimisch wird. Wenn sich seine weißen Blüten in großen Schirmrispen öffnen, kann man den Holunder schon von weitem riechen, so stark duftet er. Im frühen Herbst reifen die dunkelroten Beeren, die sehr vitaminreich sein.

Sowohl die Blüten als auch die Beeren werden als Heilmittel verwendet. Die grünen Teile des Holunders sind jedoch leicht giftig. Blüten und Beeren des Holunders sind so heilkräftig, dass man mit einer Auflistung ihrer Anwendungsgebiete mehrere Seiten füllen könnte.

Der wichtigste Anwendungsbereich sind Erkältungen, die man sowohl mit einem Tee aus den Blüten als auch mit dem Beerensirup behandeln kann.

Steckbrief

Wissenschaftlicher Name:	Sambucus nigra
Pflanzenfamilie:	Geissblattgewächse = Caprifoliaceae
Andere Namen:	Alhorn, Elder, Flieder, Holderbusch, Hollunder, Kelkenbusch, Schwarzholder
Wichtige Inhaltstoffe:	Glycoside, ätherisches Öl, Flavonoide, Schleimstoffe, Gerbstoffe, Vitamin C
Verwendete Teile:	Blüten, Beeren
Zubereitungsformen:	Tee, Sirup, Likör
Bezugsquellen:	Natur, Garten, Apotheke, Läden
Sammelzeit:	Blüten: Juni/Juli, Beeren: September
Wirkungen:	blutreinigend, entzündungshemmend, harntreibend, krampflösend, pilztötend, schleimlösend, schweißtreibend
Anwendungsgebiete:	**Erkältung**, Abwehrschwäche, Arterio-sklerose, Cellulite, Fieber, Furunkel, Grippe, Hautentzündungen, Heiserkeit, Herpes, Husten, Ödeme, Ohrenschmer-zen, Schnupfen, Übergewicht

Ingwer

Die Ingwerwurzel findet man immer häufiger in den Obstabteilungen der Supermärkte. So kommt man leicht an diese heilkräftige Heilpflanze in ihrer frischen, saftigen Form. Getrocknet findet man den Ingwer auch im Gewürzregal oder als Fertigpräparat in der Apotheke.

Der Ingwer hat vielfältige Heilkräfte auf Verdauung, Stoffwechsel, Nervensystem und Immunsystem. Herausragend ist jedoch seine Fähigkeit, Übelkeit zu verringern, beispielsweise bei Reise- oder Seekrankheit oder auch bei Chemotherapie. Bei Übelkeit in der Schwangerschaft sollte man jedoch auf den Ingwer verzichten, weil er menstruationsfördernd wirkt.

Außerdem kann man den Ingwer immer dann einsetzen, wenn die Verdauung gestärkt werden soll oder wenn man eine Erkältung hat. Auch wenn man durchgefroren ist, hilft der Ingwer sehr gut.

Steckbrief

Wissenschaftlicher Name:	Zingiber officinale
Pflanzenfamilie:	Ingwergewächse = Zingiberaceae
Andere Namen:	Ingber, Imber, Immerwurzel
Wichtige Inhaltstoffe:	Ätherische Öle, Zingiberen, Zingiberol, Gingerol, Shogaol
Verwendete Teile:	Wurzel
Zubereitungsformen:	Tee, Tabletten, frische Wurzel, Gewürz
Bezugsquellen:	Apotheke, Läden
Sammelzeit:	Spätherbst
Wirkungen:	Anregend, antibiotisch, entzündungshemmend, krampflösend, schleimlösend, schweißtreibend, wärmend
Anwendungsgebiete:	**Reisekrankheit**, Appetitlosigkeit, Blähungen, Husten, Kopfschmerzen, Magengeschwür, Magenschmerzen, Mundgeruch, Periodenkrämpfe, Reizmagen, Rückenschmerzen, Übelkeit

Königskerze

Die Königskerze steht majestätisch am Wegrand, auf der Wiese oder im Garten. Mit ihren gelben Blüten, die in Kerzenform aufblühen, entfacht die zweijährige Pflanze ein wahres Feuerwerk.

Die Blüten sind es auch, die mit ihrer sanften Heilkraft zur Behandlung eingesetzt werden. Das wichtigste Anwendungsgebiet der Königskerze sind Erkrankungen der Atemwege, denn sie wirkt schleimlösend und entzündungshemmend.

Diese Wirkungen helfen jedoch auch bei Entzündungen der Verdauungsorgane, beispielsweise gegen Durchfall.

Man kann die Königskerzenblüten als Tee zubereiten, wahlweise einzeln oder mit anderen Kräutern gemischt.

Steckbrief

Wissenschaftlicher Name:	Verbascum thapsus
Pflanzenfamilie:	Braunwurzgewächse = Scropholariaceae
Andere Namen:	Echte Königskerze, Marienkerze, Wollblume, Himmelsbrand, Fackelkraut
Wichtige Inhaltstoffe:	Saponine, Schleim, Flavone, ätherische Öle, Aucubin, gelber Farbstoff
Verwendete Teile:	Blüten
Zubereitungsformen:	Tee
Bezugsquellen:	Natur, Garten, Apotheke, Läden
Sammelzeit:	Juli bis August
Wirkungen:	Adstringierend, beruhigend, entzündungshemmend, erweichend, lindernd, schleimlösend, schweißtreibend
Anwendungsgebiete:	**Husten**, Allergien, Asthma, Augenentzündung, Bronchitis, Darmentzündung, Durchfall, Erkältung, Gelenkschmerzen, Halsschmerzen, Heiserkeit, Reizhusten

Lavendel

Der violett blühende Lavendel ist der Inbegriff der Provence und wird mit Sommer und Urlaub in Verbindung gebracht. Die wohlduftende Pflanze gedeiht jedoch auch in mitteleuropäischen Gärten sehr gut.

Die ätherischen Öle im Lavendel sind seine Haupt-Wirkstoffe. Sie wirken entspannend und entkrampfend, was schon zahlreiche Anwendungsgebiete für den Lavendel nahe legt. Als Blütenkissen kann der Lavendel auch unruhige Kleinkinder besänftigen und ihnen zu ruhigem Schlaf verhelfen.

Weil der Lavendel außerdem antibiotische Eigenschaften hat, kann er auch Entzündungen und Infektionen lindern. Daher eignet er sich sehr gut als Bestandteil von Cremes zur Pflege entzündeter Haut, beispielsweise bei Neurodermitis.

Das ätherische Öl des Lavendels wird auch gerne in der Duftlampe eingesetzt, um die Entspannung zu fördern.

Steckbrief

Wissenschaftlicher Name:	Lavendula officinalis
Pflanzenfamilie:	Lippenblütler = Lamiaceae
Andere Namen:	Grosser Speik, Spik-Lavendel
Wichtige Inhaltstoffe:	Ätherisches Öl, Gerbstoff, Glykosid, Saponine
Verwendete Teile:	Blüten
Zubereitungsformen:	Tee, Ätherisches Öl, Kissen, Creme
Bezugsquellen:	Garten, Apotheke, Läden
Sammelzeit:	Juli bis August
Wirkungen:	antiseptisch, beruhigend, blähungstreibend, harntreibend, krampflösend
Anwendungsgebiete:	**Nervosität**, Asthma, Bluthochdruck, Ekzeme, Husten, Kopfschmerzen, Magenkrämpfe, Migräne, Neuralgien, Neurodermitis, Schlaflosigkeit, Wunden

Linde

Die Linde ist ein großer, freundlicher Baum, der in vielen Dörfern im Mittelpunkt des Dorflebens steht. Dort kann man sich unter ihr versammeln und im Sommer milden Schatten finden.

Als Heilpflanze sind die Blüten der Linde ein echter Klassiker bei der Behandlung von Erkältung und Grippe. Die Lindenblüten fördern das Schwitzen und können so fiebersenkend wirken. Außerdem wirken sie entspannend, sodass man die Krankheit besser aushält und gut schlafen kann.

Außer bei Erkältungen können Lindenblüten bei Entzündungen der Verdauungsorgane und der Blase helfen. Kopfschmerzen werden gelindert.

Steckbrief

Wissenschaftlicher Name:	Tilia grandifolia, Tilia cordata
Pflanzenfamilie:	Lindengewächse = Tiliaceae
Andere Namen:	Sommerlinde, Großblättrige Linde, Winterlinde, Stein-Linde, Kleinblättrige Linde
Wichtige Inhaltstoffe:	Ätherisches Öl, Farnesol, Saponine, Flavonglykoside, Flavonoide, Gerbstoff, Gerbsäure, Schleim
Verwendete Teile:	Blüten
Zubereitungsformen:	Tee
Bezugsquellen:	Natur, Garten, Apotheke, Läden
Sammelzeit:	Juni bis Juli
Wirkungen:	beruhigend, entspannend, entzündungshemmend, harntreibend, krampflösend, schleimlösend, schweißtreibend
Anwendungsgebiete:	**Fieber**, Blasenentzündung, Bluthochdruck, Darmentzündung, Erkältung, Grippe, Husten, Kopfschmerzen, Migräne, Ödeme, Schlaflosigkeit, Schnupfen, Sodbrennen, Verstopfung

Löwenzahn

Die sonnengelben Blüten des Löwenzahns sind schon den meisten Kindern bekannt. Von der Löwenzahnpflanze kann man fast alle Teile verwenden. Die Wurzel als bitteren Tee und Kaffeeersatz, die Blätter als Wildsalat, die Blütenknospen als Kapernersatz und die Blüten für honigartigen Sirup.

Der Löwenzahn wirkt vor allem durch seine Bitterstoffe günstig auf die Verdauung, Leber und Galle.

Außerdem wirkt der Löwenzahn harntreibend, was bei vielen anderen Erkrankungen hilfreich ist, beispielsweise bei Blasenentzündung, Rheuma oder chronischen Hautproblemen.

Besonders geeignet ist der Löwenzahn auch zur Behandlung der Frühjahrsmüdigkeit, denn er bringt den Stoffwechsel in Schwung.

Steckbrief

Wissenschaftlicher Name:	Taraxacum officinale
Pflanzenfamilie:	Korbblütler = Asteraceae
Andere Namen:	Butterblume, Kuhblume, Seichkraut
Wichtige Inhaltstoffe:	Bitterstoffe, Vitamine, Mineralstoffe, Cholin, Inulin
Verwendete Teile:	Blätter, Blüten, Knospen, Wurzel
Zubereitungsformen:	Tee, Sirup, Wildsalat, Kaffeeersatz
Bezugsquellen:	Natur, Garten, Apotheke, Läden
Sammelzeit:	Blätter und Blüten: März bis Mai, Wurzel: März oder Oktober
Wirkungen:	blutbildend, blutreinigend, harntreibend, tonisierend, schweißtreibend
Anwendungsgebiete:	**Leberschwäche**, Appetitlosigkeit, Blasenentzündung, Frühjahrsmüdigkeit, Gallenschwäche, Gelenkerkrankungen, Gicht, Hautentzündungen, Hühnerauge, Magenschwäche, Nierensteine, Rheuma, Verstopfung, Wassersucht

Meerrettich

Der Meerrettich ist vorwiegend als gewürzartiges Gemüse bekannt. Kaum einer denkt beim Anblick der dicken braunen Wurzeln an eine Medizin. Dabei wohnen der scharfen Meerrettich-Wurzel sehr starke Heilkräfte inne. Seine scharfen Senföle und ätherischen Öle wirken stark antibiotisch.

Mit seiner starken Kraft treibt der Meerrettich selbst hartnäckige Nebenhöhlenentzündungen und Blasenentzündungen aus dem Körper. Auch bei anderen Erkrankungen der Atemwege und bei Verdauungsschwäche kann der Meerrettich helfen.

Allerdings verwendet man den Meerrettich nicht als Tee, sondern man isst ihn am besten frisch gerieben. Man kann auch fertigen Meerrettich aus dem Glas verwenden. Ein bis zwei Mal täglich einen Teelöffel.

Steckbrief

Wissenschaftlicher Name:	Cochlearia armoracia
Pflanzenfamilie:	Kreuzblütler = Brassicaceae
Andere Namen:	Kren, Bauernsenf, Märek, Mirch, Pfefferwurzel, Rachenputzer, Waldrettich
Wichtige Inhaltstoffe:	Vitamine (u.a. Vitamin C), ätherische Öle, Senföle, Mineralstoffe, Flavone, organische Schwefelverbindungen
Verwendete Teile:	Wurzel
Zubereitungsformen:	Frisch gerieben
Bezugsquellen:	Garten, Bauernhof, Läden
Sammelzeit:	September bis März
Wirkungen:	Antibakteriell, desinfizierend, krampflösend, schleimlösend, schweißtreibend
Anwendungsgebiete:	**Nebenhöhlenentzündung, Blasenentzündung**, Appetitlosigkeit, Asthma, Blähungen, Bronchitis, Erkältungen, Grippe, Harnsteine, Husten, Mandelentzündung, Verstopfung

Mistel

Die Mistel ist etwas ganz besonderes, denn sie wächst auf Bäumen. Im Sommer ist sie vor lauter Baumblättern kaum zu sehen, aber im Winter sieht man die kugelförmigen Mistelpflanzen schon von weitem. Von den Beeren der Mistel sollte man die Finger lassen, denn sie sind etwas giftig.

Aber die Blätter der Mistel haben starke Heilwirkungen. Allerdings darf man sie nicht in der Natur sammeln, denn Misteln stehen unter Naturschutz. Aus gekauften Mistelblättern bereitet man einen Tee als Kaltauszug, den man acht bis 12 Stunden ziehen lässt und dann sanft erwärmt.

Solch ein Misteltee hilft vor allem gegen Bluthochdruck. Er unterstützt die Blutgefäße und das Herz. Auch gegen Blutungen hilft Misteltee vor allem aus der Gebärmutter. In der Volksmedizin wird die Mistel noch für zahlreiche andere Krankheiten eingesetzt. In der Homöopathie sogar gegen Krebs, aber nur begleitend zur Schulmedizin.

Steckbrief

Wissenschaftlicher Name:	Viscum album
Pflanzenfamilie:	Sandelholzgewächse = Santalaceae
Andere Namen:	Affalter, Donarbesen, Hexennest, Kenster, Vogelchrut, Wintergrün
Wichtige Inhaltstoffe:	Alkaloid, Cholin, Pyridin, Saponine, Schleim, Viscalbin, Viscin, Viscotoxin
Verwendete Teile:	Blätter
Zubereitungsformen:	Tee, homöopathisch
Bezugsquellen:	Apotheke, Läden
Sammelzeit:	Spätherbst, Winter, Frühling
Wirkungen:	beruhigend, blutdrucksenkend, blutstillend, entzündungshemmend, harntreibend, krampflösend, tonisierend
Anwendungsgebiete:	**Bluthochdruck**, Arteriosklerose, Gebärmutterblutungen, Gelenkentzündung, Herzschwäche, Heuschnupfen, Krampfadern, Krebs (therapiebegleitend), Schwindel, Verstopfung

Rosmarin

Der Rosmarin ist ein mediterraner Strauch, der an günstigen Standorten bis zu einen Meter hoch werden kann. In mitteleuropäischen Gärten gedeiht er an geschützten Stellen oder in Kübeln recht gut. Er erfüllt seine Umgebung mit seinem kräftig balsamischen Duft.

Die Heilkräfte des Rosmarins sind ebenso kräftig wie sein Duft und sein Geschmack als Küchengewürz.

Das Besondere an der Rosmarin-Wirkung ist, dass er anregend wirkt und gegen niedrigen Blutdruck hilft. Diese Wirkung findet man nur bei wenigen Heilpflanzen. Aber auch sonst hat der Rosmarin zahlreiche Heilwirkungen für viele Anwendungsgebiete.

Steckbrief

Wissenschaftlicher Name:	Rosmarinus officinalis
Pflanzenfamilie:	Lippenblütler = Lamiaceae
Andere Namen:	Brautkleid, Kid, Kranzenkraut, Meertau, Reslmarie, Rosmarein, Weihrauchkraut
Wichtige Inhaltstoffe:	Ätherisches Öl, Thymol, Kampfer, Gerbstoff, Salicylate, Saponine
Verwendete Teile:	Blätter, Blüten
Zubereitungsformen:	Tee, Ätherisches Öl
Bezugsquellen:	Garten, Apotheke, Läden
Sammelzeit:	April bis Mai (vor der Blüte)
Wirkungen:	adstringierend, anregend, antibakteriell, entspannend, entzündungshemmend, krampflösend, menstruationsfördernd, pilztötend, schmerzstillend, tonisierend
Anwendungsgebiete:	**Niedriger Blutdruck**, Atembeschwerden, Erschöpfungszustände, Herzschwäche, Ischias, Kopfschmerzen, Kreislaufschwäche, Migräne, Nervöse Herzbeschwerden, Nervenentzündung, Neuralgien, Schwäche, Unruhe, Verstopfung

Rosskastanie

Die Rosskastanie ist ein großer Baum, der häufig in Stadtparks angepflanzt wird. Seine dicken, glänzenden Samen erfreuen im Herbst die Kinder, die mit ihnen lustige Figuren basteln.

Doch genau diese Samen sind es auch, die starke Heilkräfte haben, vor allem gegen Probleme der Blutgefäße. Daher ist die Rosskastanie ein beliebtes Heilmittel gegen Krampfadern, Hämorrhoiden, geschwollene Beine und andere Gefäßerkrankungen.

Meistens wird die Rosskastanie als Salbe verwendet, man kann sie jedoch auch in geringer Menge als Tee oder Tinktur innerlich einnehmen. Dazu eignen sich auch die Blüten des Kastanienbaums.

Steckbrief

Wissenschaftlicher Name:	Aesculus hippocastanum
Pflanzenfamilie:	Seifenbaumgewächse = Sapindaceae
Andere Namen:	Kastanie, Gichtbaum, Kestenbaum, Pferdekastanie, Saukesten
Wichtige Inhaltstoffe:	Aesculin, aescin, Alantoin, Bitterstoff, Kampferöl, Cholin, Flavone, Gerbstoff, Gerbsäure, Cumarine, Saponine
Verwendete Teile:	Samen, Rinde, Blüten, Blätter, Wurzel
Zubereitungsformen:	Salbe, Tee, Tinktur
Bezugsquellen:	Natur, Apotheke, Läden
Sammelzeit:	Rinde: März, Blüten: Mai, Samen: September und Oktober
Wirkungen:	adstringierend, antibakteriell, blutstillend, entzündungshemmend, gefäßverstärkend, krampflösend, schmerzstillend
Anwendungsgebiete:	**Krampfadern, Hämorrhoiden**, Arteriosklerose, Ekzeme, Geschwüre, Kreislaufschwäche, Nervenschmerzen, Offene Beine, Ödeme, Venenentzündung, Wadenkrämpfe, Wunden

Schachtelhalm

Etwas merkwürdig sieht er aus, der Ackerschachtelhalm, wie er so am Rand von Feldern oder auf Brachland steht. In der Sommerform sieht er immerhin aus wie eine richtige Pflanze, aber er trägt niemals Blüten. Die Frühjahrsform ist ein bräunlicher Stengel und erinnert fast an einen länglichen Pilz.

Der Schachtelhalm enthält viel Kieselsäure, weshalb er gut für das Bindegewebe ist. Außerdem reinigt er das Blut, weil er harntreibend und entgiftend wirkt.

Dadurch ergeben sich schon zahlreiche Anwendungsgebiete. Man kann den Schachtelhalm zur Stärkung des Gewebes und der Blutgefäße einsetzen. So hilft er auch, die Durchblutung zu verbessern. Auch bei Krankheiten der Harnorgane und der Haut kann der Schachtelhalm gute Dienste leisten.

Steckbrief

Wissenschaftlicher Name:	Equisetum arvense
Pflanzenfamilie:	Schachtelhalmgewächse = Equisetaceae
Andere Namen:	Ackerschachtelhalm, Fegekraut, Katzenwedel, Schafheu, Zinnkraut
Wichtige Inhaltstoffe:	Kieselsäure, Saponine, Flavone, Kalzium, Kalium, Magnesium
Verwendete Teile:	Sommertriebe (das grüne Kraut)
Zubereitungsformen:	Tee,
Bezugsquellen:	Natur, Apotheke, Läden
Sammelzeit:	Mai bis Juli
Wirkungen:	blutreinigend, blutstillend, entzündungshemmend, harntreibend
Anwendungsgebiete:	**Blasenschwäche**, Bindegewebsschwäche, Durchblutungsstörungen, Hautentzündungen, Krampfadern, Nierenschwäche, Ödeme, Rheuma

Sonnenhut

Der purpurfarbene Sonnenhut ist in Nordamerika heimisch und kommt hierzulande nur in Gärten vor. Dort findet man ihn immer häufiger als Zierpflanze, doch in seinen Wurzeln steckt auch eine Menge Heilkraft.

Die Wurzeln des Sonnenhutes stärken das Immunsystem, indem sie die Anzahl der weißen Blutkörperchen steigern. Mit einem starken Immunsystem ist man besser vor Infektionskrankheiten geschützt. Doch man sollte den Sonnenhut besser vor einer innerlichen Infektion einsetzen und nicht erst dann, wenn man schon unter Grippe leidet. Dennoch wird der Sonnenhut gerne verwendet, um eine akute Erkältung, Husten oder Bronchitis zu behandeln.

Äußerlich angewendet kann der Sonnenhut gegen bakterielle und virale Infektionen und Entzündungen helfen.

Steckbrief

Wissenschaftlicher Name:	Echinacea purpurea, Echinacea angustifolia
Pflanzenfamilie:	Korbblütler = Asteraceae
Andere Namen:	Kegelblume, Rudbeckie
Wichtige Inhaltstoffe:	Ätherisches Öl, Echinacosid, Harzstoffe, Betain, Laevulose, Glukose, Inulin, Pentosan, Vitamin C, Fermente
Verwendete Teile:	Wurzel, Kraut
Zubereitungsformen:	Tee, Tinktur, Tabletten
Bezugsquellen:	Garten, Apotheke, Läden
Sammelzeit:	Kraut: Juli, Wurzel: März od. Oktober
Wirkungen:	Antiviral, blutreinigend, entzündungshemmend, immunstimulierend
Anwendungsgebiete:	**Erkältung**, Abszesse, Bronchitis, Grippe, Husten, Schlecht heilende Wunden, Unterschenkelgeschwüre, Verbrennungen

Wacholder

Den Wacholderstrauch findet man wild in kargen Gegenden. Früher stand er auch in fast allen Gärten, weil er eine ganze Hausapotheke in sich vereinigt. Der Wacholder gehört nämlich zu den Pflanzen, die gegen nahezu alle Krankheiten helfen.

Er regt die Verdauung an, stärkt die Abwehrkräfte, löst den Schleim bei Erkältungen, lindert Schmerzen und Frauenbeschwerden. Es gibt kaum einen Bereich, in dem der Wacholder nicht helfen kann.

Vom Wacholder kann man alle Teile medizinisch verwenden, meistens werden jedoch die Beeren benutzt, als Tee, Tinktur oder Gewürz. Auch das ätherische Öl wird gerne eingesetzt.

Steckbrief

Wissenschaftlicher Name:	Juniperus communis
Pflanzenfamilie:	Zypressengewächse = Cupressaceae
Andere Namen:	Feuerbaum, Kaddig, Knirk, Kranawitten, Qekholder, Weihrauchbaum
Wichtige Inhaltstoffe:	Ätherisches Öl, Bitterstoff Juniperin, Kampfer, Flavone, Gallussäure, Gerbstoff, Gerbsäure, Harz, Menthol
Verwendete Teile:	Beeren, Nadeln, Holz, Wurzeln
Zubereitungsformen:	Tee, Tinktur, Ätherisches Öl, Gewürz
Bezugsquellen:	Natur, Garten, Apotheke, Läden
Sammelzeit:	April bis Juli
Wirkungen:	antibakteriell, blutreinigend, harntreibend, schleimlösend, schmerzlindernd
Anwendungsgebiete:	**Verdauungsschwäche**, Blähungen, Blasenentzündung, Bronchitis, Gastritis, Husten, Ischias, Kopfschmerzen, Krampfadern, Menstruationsbeschwerden, Migräne, Mundgeruch, Nervöse Herzbeschwerden, Ödeme, Rheuma, Sodbrennen, Zahnfleischentzündung

Wegwarte

Wie der Name schon andeutet, wächst die Wegwarte am Wegrand. In Gärten wird sie nur selten angepflanzt, weil sie trotz ihrer schönen Blüten als Unkraut gilt.

Mit ihren sanften Bitterstoffen stärkt die Wegwarte die Leber und die Verdauung. Man kann sie als Wurzel oder Kraut als Tee oder in Teemischungen anwenden. Die Blätter helfen auch gegen verschiedene Hautprobleme.

Aus den getrockneten Wurzeln kann man durch Rösten einen Kaffee-Ersatz herstellen, den sogenannten Zichorienkaffee. So wie der Tee stärkt auch dieser Kaffee die Verdauung. Er hilft auch beim Zuckerstoffwechsel und kann daher nützlich für Diabetiker und Übergewichtige sein.

Steckbrief

Wissenschaftlicher Name:	Cichorium intybus
Pflanzenfamilie:	Korbblütler = Asteraceae
Andere Namen:	Blaue Distel, Hasenmilch, rauher Heinrich, Kaffeekraut, Sonnendraht, Zichori
Wichtige Inhaltstoffe:	Ätherisches Öl, Inulin, Bitterstoffe, Intybin, Cichoriin, Gerbsäure, Mannan
Verwendete Teile:	Wurzel, Blätter, Blüten
Zubereitungsformen:	Tee, Kaffeeersatz
Bezugsquellen:	Natur, Apotheke, Läden
Sammelzeit:	Wurzel: Frühjahr und Spätherbst, Blätter: Sommer, Blüten: Sommer
Wirkungen:	adstringierend, anregend, blutreinigend, entzündungshemmend
Anwendungsgebiete:	**Leberschwäche**, Diabetes, Gallenschwäche, Gebärmutterschwäche, Hämorrhoiden, Haarausfall, Pfortaderstauung, Stoffwechselschwäche, Verdauungsschwäche, Verstopfung

Weißdorn

Der Weißdorn ist ein Busch, der an Weg- und Waldrändern wächst. Manchmal wird er auch in Gärten als Heckenpflanze angebaut. Die zarten, weißen Blüten des Weißdorns haben eine sanft stärkende Wirkung auf das Herz und den Kreislauf.

Das macht sie zu einem Herzstärkungsmittel praktisch ohne Nebenwirkungen. Deswegen wird der Weißdorn gerne bei leichter Herzschwäche und verschiedenen Problemen des Kreislaufs eingesetzt. Besonders gut eignet sich Weißdorn zur Behandlung von Herzbeschwerden im Alter mit all ihren Ausprägungen. Auch einem Herzinfarkt kann man mithilfe des Weißdorns in gewissem Maße vorbeugen, weil die Durchblutung der Koronargefäße verbessert wird.

Man kann den Weißdorn als Tee trinken, als Tinktur einnehmen oder auch als Fertigpräparat, von denen es unzählige gibt.

Steckbrief

Wissenschaftlicher Name:	Crataegus oxyacantha
Pflanzenfamilie:	Rosengewächse = Rosaceae
Andere Namen:	Mehlbeere, Haakäsen, Hagäpfli, Hagedorn, Hägele, Hagewiepkes, Heckendorn, Wibelken, Wubbelken, Zaundorn
Wichtige Inhaltstoffe:	Flavonoide, oligomere Procyanidine, Glykosid Oxyacanthin, Crataegussäure
Verwendete Teile:	Blüten, Blätter
Zubereitungsformen:	Tee, Tinktur, Tabletten
Bezugsquellen:	Natur, Garten, Apotheke, Läden
Sammelzeit:	Mai und Juni
Wirkungen:	Beruhigend, herzstärkend
Anwendungsgebiete:	**Herzschwäche**, Altersherz, Angina pectoris, Bluthochdruck, Herzrhythmusstörungen, Kreislaufstörungen, Nervosität, Schlaflosigkeit, Unruhe, Wechseljahrsbeschwerden

Zimt

Der Zimt ist in den Tropen heimisch und hierzulande vor allem als Gewürz für Weihnachtsgebäck bekannt. Im Gebäck erfüllt der Zimt auch eine wichtige gesundheitliche Aufgabe, denn er stärkt die Verdauung und hilft beim Zuckerstoffwechsel. Daher wird in den Lebkuchen das Mittel zu ihrer Verdauung gleich mitgeliefert.

Weil der Zimt den Blutzuckerspiegel sanft senken kann, ist er sehr beliebt bei der ergänzenden Behandlung von leichten Diabetes-Fällen geworden. Man kann ihn auch bei Insulinresistenz und damit verbundenem Übergewicht einsetzen. Außerdem stärkt der Zimt die Verdauungsvorgänge und wirkt entkrampfend auf die inneren Organe. Sogar gegen Erkältung und Husten kann der Zimt helfen.

Wegen des hohen Cumaringehaltes sollte man auf den billigeren Cassia-Zimt verzichten und den teureren Ceylon-Zimt vorziehen.

Steckbrief

Wissenschaftlicher Name:	Cinnamomum zeylanicum
Pflanzenfamilie:	Lorbeergewächse = Lauraceae
Andere Namen:	Ceylon Zimt, Kanel
Wichtige Inhaltstoffe:	Ätherisches Öl, Zimtaldehyd, Kampfer, Gerbstoff, Cumarin, Salicylate, Schleim
Verwendete Teile:	Rinde
Zubereitungsformen:	Tee, Gewürz, Ätherisches Öl
Bezugsquellen:	Apotheke, Läden
Sammelzeit:	In Europa nicht möglich
Wirkungen:	antibakteriell, adstringierend, auswurffördernd, blutzuckersenkend, krampflösend, schmerzstillend, tonisierend
Anwendungsgebiete:	**Diabetes**, Appetitlosigkeit, Blähungen, Bronchitis, Erkältung, Herzschwäche, Magenbeschwerden, Menstruationskrämpfe, Stoffwechselschwäche, Übelkeit, Übergewicht, Verdauungsschwäche

Wirkungsweise der Heilpflanzen

Die Wirkungsweise von Heilkräutern basiert auf zahlreichen verschiedenen Mechanismen.

Die meisten Wirkmechanismen der Heilkräuter entstehen durch ihre Wirkstoffe. Die Pflanze bildet verschiedene Wirkstoffe, um sich gegen Fraßfeinde und Schädlinge und verteidigen.

Einige dieser Wirksubstanzen töten Bakterien, andere Viren oder Pilze. Wieder andere schädigen größere Tiere, die die Pflanzen essen wollen. Manche Wirkstoffe verschlechtern auch einfach den Geschmack, sodass die Pflanze als Nährmittel für die Tiere uninteressant wird.

Auch auf uns Menschen wirken die verschiedenen Inhaltstoffe der Pflanzen. Teilweise wirken sie ähnlich, wie auch von der Pflanze genutzt, beispielsweise bei der Bakterienbekämpfung. Teilweise wirken sie aber auch ganz anders auf den Menschen, wie von der Pflanze zu ihrem eigenen Schutz beabsichtigt.

Manche dieser Wirkstoffe stärken das Herz, senken den Blutdruck, senken Fieber, erweitern die Atemwege, fördern den Appetit oder helfen auf andere Weise gegen Gesundheitsbeschwerden.

Ob man diese Wirkungen der Heilpflanzen auf den Zufall zurückführt oder ob man annimmt, der liebe Gott hätte die Heilpflanzen gezielt als Heilmittel für uns Menschen erschaffen, bleibt dem persönlichen Glauben überlassen.

Besonders heilwirksame Pflanzen werden von uns Menschen kultiviert und können sich daher in unseren Gärten gut verbreiten dank ihrer Freundschaft zu den Menschen. Das gilt beispielsweise für die Kamille, die Ringelblume und all die anderen beliebten Heilpflanzen.

Heilpflanzen sind jedoch nicht nur ein Behälter für Wirkstoffe.

Die Inhaltstoffe jeder einzelnen Pflanzenart sind komplex zusammengestellt und wirken aufeinander ein. Viele der Wirkstoffe wirken wie ein Puffer auf andere Wirkstoffe, sodass sich eine mildere Wirkung ergibt, als wenn man die Inhaltstoffe einzeln verwenden würde.

Aus den zahlreichen Inhaltstoffen einer Pflanze ergibt sich ein Konzert mit einer ganz eigenen Melodie.

Auch der Standort, die Jahreszeit, die Tageszeit, die Nachbarpflanzen, der Boden, das aktuelle Wetter und das Wetter in der Lebenszeit der Pflanze spielen eine wichtige Rolle bei der Komposition der Pflanzen-Melodie. Die Stärke und Zusammensetzung der Wirkstoffe einer Pflanze hängen von all diesen Faktoren ab und können sehr unterschiedlich sein.

Daher haben frühere Pflanzenheilkundler zahlreiche Regeln bei der Ernte und Zubereitung berücksichtigt. Auch heute noch gelten zahlreiche dieser Regeln aus ganz praktischen Gründen, beispielsweise dass man Heilpflanzen nur bei trockenem Wetter ernten sollte (siehe auch Seite 135).

Inhaltstoffe

Auch wenn eine Heilpflanze wesentlich mehr ist als nur die Summe ihrer Inhaltstoffe, lohnt es sich, die verschiedenen Wirkstoffe kennen zu lernen.

Dadurch kann man sich auch die Wirkung der Heilpflanzen besser erklären.

Es gibt mehrere Gruppen von Inhaltstoffen, deren Vertreter recht unterschiedlich sein können, aber meistens auch Gemeinsamkeiten aufweisen.

Nachfolgend werden einige besonders wichtige Gruppen von Inhaltstoffen beschrieben. Da es aber sehr viele exotische Inhaltstoffe gibt, können bei weitem nicht alle beschrieben werden.

Ätherische Öle

Die ätherischen Öle sind die bekanntesten Inhaltstoffe von Heilpflanzen.

Sie werden sogar als eigene Therapieform eingesetzt, als Aromatherapie. Für diese Anwendungsweise kann man die extrahierten ätherischen Öle in kleinen Flaschen kaufen.

Ätherische Öle sind die duftenden Bestandteile einer Pflanze. Sie verdunsten leicht und rückstandsfrei und verschwinden in der Luft, weshalb man sie als ätherisch bezeichnet.

Der Geruch der ätherischen Öle kann sehr unterschiedlich sein. Manche riechen lieblich wie Rosen. Andere riechen herb und würzig wie das bekannte Teebaumöl.

Genauso wie der Geruch ist auch die Wirkung verschiedener ätherischer Öle sehr unterschiedlich. Doch viele haben gewisse Gemeinsamkeiten.

Viele ätherische Öle wirken antibakteriell, antiviral und teilweise sogar pilzhemmend. Das hängt wohl damit zusammen, dass ätherische Öle von den Pflanzen unter anderem als Abwehrstoff gegen Feinde gebildet werden. Besonders gute antibiotische Wirkungen haben beispielsweise die ätherischen Öle vom Teebaum, Thymian, Lavendel.

Auch Wirkungen auf die Psyche sind typisch für ätherische Öle. Manche wirken entspannend, wie der Lavendel und andere anregend, wie der Rosmarin. Manche machen auch verträumt und sinnlich.

Ätherische Öle sind hochkonzentrierte Substanzen. Daher können sie auch schädliche Wirkungen haben, wenn man sie zu hoch dosiert oder falsch anwendet.

Zur gezielten Anwendung ätherischer Öle gibt es ein extra Kapitel ab Seite 118.

Heilpflanzen mit ätherischen Ölen sind beispielsweise:

- Fenchel, Kamille, Melisse, Pfefferminze, Salbei, Thymian

Alkaloide

Bei Alkaloiden handelt es sich im Allgemeinen um besonders stark wirkende Inhaltstoffe der Heilpflanzen. Zu ihnen gehören auch die stärksten Gifte, beispielsweise das Aconitin des Eisenhutes.

Sie können jedoch auch als Genussmittel wirken, wie das Koffein des Kaffees oder als starkes Heilmittel wie das Codein gegen Husten.

Die Wirkungen der Alkaloide können sehr unterschiedlich sein und auch sehr verschieden schmecken. Viele Alkaloide sind jedoch bitter, wenn auch auf andere Weise bitter als die verdauungsfördernden Bitterstoffe.

Heilpflanzen mit Alkaloiden sind beispielsweise:

- Baldrian, Mistel, Schöllkraut, Tollkirsche

Bitterstoffe

Bitterstoffe sind kein einheitlicher Stoff, sondern verschiedene Substanzen, die bitter schmecken. Mit Bitterstoffen kann man die Verdauung anregen, den Appetit und die Aktivität der Leber stärken. Heilpflanzen mit Bitterstoffen werden gerne in Magenbitter verwendet, um die Verdauung zu erleichtern.

Jedoch sind nicht bitter schmeckenden Substanzen Bitterstoffe. Manche bitter schmeckenden Stoffe sind auch Alkaloide mit ganz unterschiedlichen Heil- und Giftwirkungen. Man kann also von einem bitter schmeckenden Heilkraut nicht unbedingt darauf schließen, dass es Bitterstoffe enthält und verdauungsfördernd ist.

Bitterstoffe sind häufig in Wurzeln zu finden, aber auch im ganzen Kraut.

Heilpflanzen mit Bitterstoffen sind beispielsweise:

- Angelika, Johanniskraut, Löwenzahn, Schafgarbe, Wacholder

Cumarine

Cumarin duftet wie Heu oder wie Waldmeister. Dieser Duft stammt nicht von ätherischen Ölen sondern von den Cumarinen. Diese Cumarine wirken blutverdünnend, was Vorteile bei zu dickem Blut und Bluthochdruck hat. Bei Blutungen kann die blutverdünnende Wirkung jedoch gefährlich werden.

In den letzten Jahren hat man in Studien herausgefunden, dass Cumarine bei extrem hoher Dosierung und Daueranwendung manchmal krebsfördernd wirken können. Das gilt jedoch nicht für die normale Anwendung von Cumarinen und der Heilpflanzen in denen sie enthalten sind.

Heilpflanzen mit Cumarinen sind beispielsweise:

- Kamille, Lavendel, Thymian, Rosskastanie, Zimt

Flavonoide und Flavone

Bei Flavonen handelt es sich um eine Gruppe von gelben Farbstoffen. Diese gelben Farbstoffe haben ein ganzes Spektrum von Heilwirkungen. Flavonoide sind die Übergruppe der Flavone, die außerdem Isoflavone, Flavonole und andere umfassen.

Flavone wirken blutdrucksenkend, galleanregend, gefäßerweiternd, gerinnungshemmend und harntreibend. Viele Flavone wirken auch stärkend auf Herz, Kreislauf und Leber.

Flavone sind häufig in Blüten enthalten, wo sie sich durch gelbe oder orangene Blütenfarbe bemerkbar machen. Man findet sie jedoch auch in anderen Pflanzenteilen.

Heilpflanzen mit Flavonen sind beispielsweise:

- Birke, Goldrute, Holunder, Kamille, Ringelblume, Weißdorn

Gerbstoffe

Gerbstoffe wirken adstringierend, sie ziehen Gewebe und Schleimhäute zusammen. Dadurch können Gerbstoffe gegen Wunden und Entzündungen helfen. Bei Hautentzündungen, offenen Wunden, Ekzemen, Halsentzündungen und Entzündungen der Verdauungsorgane kann man Gerbstoffe einsetzen.

Man findet Gerbstoffe vorwiegend in Wurzeln oder Rinden, aber auch manche Blätter enthalten Gerbstoffe.

Heilpflanzen mit Gerbstoffen sind beispielsweise:

- Bärentraubenblätter, Kamille, Salbei, Schafgarbe, Zimt

Glykoside

Glykoside sind eine große Gruppe von Wirkstoffen, die ganz unterschiedliche Wirkungen haben. Gemeinsam ist den Glykosiden, dass sie bestimmte Zuckerverbindungen enthalten. Auch Saponine, Flavone und Cumarine gehören zu den Glykosiden, werden hier aber als extra Wirkstoffarten beschrieben.

Manche Glykoside sind stark giftig, beispielsweise die Blausäure. Andere sind zwar giftig, können aber auch als starkes Heilmittel verwendet werden. Dazu gehören die Herzglykoside, beispielsweise das Digitalis aus dem Fingerhut. Richtig angewendet kann es Leben retten, überdosiert kann es töten.

Es gibt aber auch mild wirkende Glykoside, beispielsweise das schmerzstillende Salicin in der Weide.

Heilpflanzen mit Glykosiden sind beispielsweise:

- Aloe vera, Bärentraube, Frauenmantel, Lavendel, Melisse, Ringelblumen, Spitzwegerich, Weißdorn

Saponine

Saponine sind Glykoside mit seifenähnlicher Wirkung. Wenn sie in Pflanzen reichlich vorkommen, kann man damit Schaum erzeugen, wie bei Seife. Eine besonders saponinreiche Pflanze ist das Seifenkraut, mit dem man sich durchaus waschen kann, dank der seifigen Wirkung.

Als Heilmittel wirken Saponine reizend auf Schleimhäute. Dadurch wirken sie unter anderem harntreibend. Wegen der harntreibenden

Wirkung werden sie gerne bei Nierenschwäche eingesetzt. Doch bei einer Nierenentzündung oder gar Nierenversagen sollte man sie keinesfalls einsetzen, weil sie die entzündeten Schleimhäute noch zusätzlich reizen.

Eine weitere Wirkung von Saponinen ist die Beschleunigung der Aufnahme anderer Wirkstoffe. Daher werden saponinhaltige Heilpflanzen gerne zu Mischtees beigefügt, um die Wirkung zu beschleunigen.

Heilpflanzen mit Saponinen sind beispielsweise:

- Birke, Frauenmantel, Goldrute, Hirtentäschel, Königskerze, Lavendel, Linde, Melisse, Mistel, Ringelblume, Rosmarin, Rosskastanie, Schachtelhalm, Spitzwegerich, Thymian

Schleimstoffe

Schleimstoffe sind unterschiedliche Substanzen, die in Wasser aufquellen und schleimig werden. Dadurch wirken sie erweichend, reizlindernd und einhüllend. Man kann sie bei Reizzuständen und Entzündungen der Schleimhäute verwenden, beispielsweise bei Husten oder Durchfall. Auch bei manchen Wunden können Schleimstoffe helfen.

Weil Schleimstoffe den Darminhalt gleitfähiger machen, werden sie teilweise auch bei Verstopfung verwendet, beispielsweise in Form von Leinsamen.

Heilpflanzen mit Schleimstoffen sind beispielsweise:

- Aloe vera, Holunder, Königskerze, Linde, Mistel, Spitzwegerich, Weißdorn

Gifte - Giftpflanzen

Gifte sind keine einheitliche Stoffgruppe in Pflanzen. Sie können ganz unterschiedlich beschaffen sein.

Die berühmtesten Gifte gehören zur Gruppe der Alkaloide und der Glykoside.

Im Prinzip kann jedoch jeder Wirkstoff zum Gift werden, wenn man ihn zu hoch dosiert.

Der Arzt und Heilpflanzenkundler Paracelsus hat schon im 16. Jahrhundert richtig erkannt:

"Alle Ding' sind Gift und nichts ohn' Gift; allein die Dosis macht, das ein Ding kein Gift ist."

Inhaltstoffe

Von Giftpflanzen spricht man im Allgemeinen, wenn schon geringe Mengen der Pflanze eine unerwünschte Wirkung haben.

Typische Giftpflanzen sind beispielsweise Eisenhut, Tollkirsche und Fingerhut. Sie können tödlich wirken.

Solche Giftpflanzen werden in diesem Buch nicht als Heilpflanze für die Hausapotheke empfohlen, weil sie zu gefährlich für die Selbstanwendung sind, selbst der Fingerhut, der von Ärzten durchaus als Herzstärkungsmittel verwendet wird.

In homöopathischer Potenzierung ab D4 (= starke Verdünnung) kann man jedoch sogar den tödlich giftigen Eisenhut (Aconitum) anwenden, denn dann ist er so stark verdünnt, dass er nicht mehr gefährlich ist.

Leichtere Gifte wirken nur in großen Mengen unerwünscht, beispielsweise die Beeren der Mistel oder die grünen Teile des Holunders. Diese Pflanzen werden in diesem Buch als Heilpflanzen empfohlen, weil man ungiftige Teile der Pflanzen verwendet.

Anwendung und Rezepte

Man kann Heilkräuter auf zahlreiche verschiedene Arten einsetzen.

Die bekannteste Methode zur Heilpflanzen-Anwendung ist der Tee. Häufig werden Heilpflanzen auch als Tropfen beziehungsweise Tinkturen angewendet.

Immer beliebter werden auch Tabletten, Dragees und Kapseln mit Heilpflanzen, die man in Apotheken, Drogerien oder sogar Supermärkten kaufen kann.

Vor allem für Kinder ist auch Sirup aus Heilpflanzen sehr beliebt, weil Sirup süß schmeckt.

Weitere Anwendungsmöglichkeiten von Heilpflanzen sind Heilpflanzen-Wein, Heilpflanzen-Essig, Pflanzenbrei oder Frischsäfte.

Zur äußerlichen Anwendung kann man Umschläge, Salben, Creme, Bäder oder Waschungen einsetzen.

Anwendungshinweise

Im Allgemeinen sind ungiftige Heilpflanzen gut verträglich, wenn man sie bestimmungsgemäß anwendet.

Dennoch sollte man ein paar Hinweise beachten, wenn man Heilkräuter einsetzt.

Nebenwirkungen

Obwohl Heilkräuter gut verträglich sind, können sie manchmal auch Nebenwirkungen haben, selbst wenn man sie richtig anwendet.

Eine wichtige Nebenwirkung der Kamille ist beispielsweise, dass sie austrocknend wirkt. Bei Hautbehandlungen mit Kamille kann es also zu trockener Haut kommen.

Eine Nebenwirkung des Johanniskrautes ist, dass es die Lichtempfindlichkeit der Haut verstärkt. Man kann also schneller einen Sonnenbrand bekommen, wenn man Johanniskraut innerlich anwendet.

Die Pfefferminze kann bei manchen Menschen zu Magenproblemen führen, obwohl sie bei anderen Menschen gegen Magenprobleme helfen kann.

Der wärmende Ingwer kann bei manchen Menschen Schweißausbrüche auslösen, was bei Erkältungen durchaus erwünscht sein kann.

Maximal sechs Wochen Daueranwendung

Obwohl die meisten Heilkräuter im Allgemeinen arm an oder gar frei von Nebenwirkungen sind, sollte man dennoch einige Grundregeln bei der Anwendung beachten.

Der Körper kann sich an die Wirkung der Heilkräuter gewöhnen, wenn man die Kräuter zu lange ununterbrochen anwendet.

Daher sollte man bei der Daueranwendung von Heilpflanzen immer mal wieder eine Pause einlegen.

Als Faustregel kann man sich merken, dass man nach etwa sechs Wochen Daueranwendung mit einer Heilpflanze die Anwendung vorübergehend unterbrechen sollte.

Die Anwendungspause sollte mindestens drei Wochen, am besten sechs Wochen andauern. Während dieser Zeit kann man eine ähnlich wirkende Heilpflanze verwenden.

Die Sechs-Wochen-Regel ist jedoch nur eine Faustregel und gilt nicht unumstößlich. Manche Heilpflanzenpräparate sollen auch ohne Pause verwendet werden, bei anderen empfehlen sich andere Pausenintervalle.

Wenn ein Heilpflanzenpräparat zur Daueranwendung ohne Pause vorgesehen ist, dann richten Sie sich nach der Anweisung des Arztes, Heilpraktikers oder des Beipackzettels.

Bei der Selbstmedikation ist es jedoch sinnvoll, nach sechs Wochen Daueranwendung eine Pause zu machen.

Tee

Der Tee ist die klassische Methode, um Heilkräuter anzuwenden.

Bei einem Tee werden die Inhaltstoffe von Heilpflanzen in Wasser gelöst.

Je nach Beschaffenheit der Pflanzenteile werden sie mit heißem Wasser übergossen, in kaltem Wasser ausgezogen oder einige Minuten gekocht.

Süß oder ungesüßt

Ob man einen Kräutertee gesüßt oder ungesüßt trinken sollte, ist eine Sache der persönlichen Einstellung.

Viele sind der Meinung, dass ein Kräutertee unbedingt ungesüßt getrunken werden sollte und argumentieren, dass er sonst nicht richtig wirken würde. Diese Behauptung entbehrt aber wissenschaftlichen Grundlagen. Viele Vertreter dieser Meinung lehnen gesüßte Heißgetränke generell ab und sind Gegner des Zuckers.

Wer einen Kräutertee also lieber süß trinken will, kann dies im Prinzip tun, er wird mit großer Wahrscheinlichkeit genau so wirken wie ungesüßt. Allerdings sollte man sich bewusst sein, dass ein gesüßter Kräutertee Kalorien enthält und schädlich für die Zähne sein kann.

Eine Sonderrolle bei der Süßungsfrage spielen bittere Tees, deren Bitterstoffe die Verdauung anregen sollen. Durch Süßung wird der bittere Effekt verringert, ihre Wirkung kann also sanfter ausfallen. Wer eine kräftige bittere Wirkung erzielen will, verzichtet besser auf eine Süßung.

Anstelle von Zucker kann man einen Tee auch mit Honig süßen. Honig ist nicht nur süß, sondern enthält auch viele Vitamine, Mineralien und Enzyme. Bei Husten kann er eine zusätzliche Heilwirkung entfalten. Den Honig sollte man dem Tee erst beifügen, wenn er ein wenig abgekühlt ist. Hohe Temperaturen zerstören nämlich die Wirkungen des Honigs.

Achtung! Kein Honig für Babies.

Frische oder getrocknete Kräuter

Für einen Tee kann man wahlweise frische oder getrocknete Kräuter verwenden.

Manche Heilpflanzenkundler schwören auf frische Kräuter, weil sie frischer sind und ein direkteres Naturerlebnis vermitteln.

Ob man getrocknete oder frische Kräuter verwendet, hängt jedoch vor allem von der Verfügbarkeit ab.

Wenn man einen Kräutergarten hat oder im Sommerhalbjahr viel in der Natur unterwegs ist, kann man frische Kräuter sammeln und sich daraus Tee zubereiten.

Wer jedoch in der Stadt lebt oder wenn gerade Winter ist, hat nur die Möglichkeit getrocknete Kräuter für den Tee zu verwenden.. Ihre Wirkung ist meistens auch sehr gut und bewährt, denn in der Praxis wird Kräutertee wohl häufiger mit getrockneten Pflanzenteilen zubereitet.

Bei der Verwendung von frischen Kräutern muss man berücksichtigen, dass sie schwerer und volumenreicher sind als getrocknete Kräuter.

Wenn man den Tee löffelweise abmisst, braucht man von frischen Blättern und Blüten etwa 3 bis 4 Mal so viel wie von getrockneten. Das Volumen von Samen und Wurzeln bleibt in etwa gleich.

Wenn man die Kräuter abwiegt, muss man auch bei frischen Samen und Wurzeln erheblich mehr nehmen als bei getrockneten.

Die Mengenangaben der folgenden Anleitungen und Teemischungen beziehen sich auf getrocknete Kräuter.

Von frischen Kräutern brauchen Sie also deutlich mehr als angegeben.

Aufguss - normaler Tee

Die meisten Kräuter werden als Aufguss zubereitet. Auch Teemischungen bereitet man im allgemeinen als Aufguss zu, selbst wenn einzelne Komponenten der Mischung normalerweise anders zubereitet werden.

Beim Aufguss werden die Kräuter mit kochendem Wasser übergossen und ziehen gelassen. Es handelt sich also um die normale Art der Teebereitung.

Wahlweise kann man beim Aufguss die Kräuter lose in ein Gefäß geben oder man verwendet ein Teenetz oder einen Filterbeutel aus Papier. Auch ein Teebeutel aus dem Handel eignet sich für einen Aufguss.

Nachfolgend wird die Zubereitung eines Aufgusses mit losen Kräutern beschrieben.

So bereiten Sie einen Aufguss zu:

- Verwenden Sie ein bis zwei Teelöffel Kräuter pro Tasse Tee, die Sie zubereiten wollen.
- Geben Sie die Kräuter in ein hitzefestes Gefäß, beispielsweise eine Tasse oder eine Teekanne.
- Bringen Sie Wasser zum kochen.
- Übergießen Sie die Kräuter mit dem kochenden Wasser.
- Lassen Sie den Tee zwischen 10 und 15 Minuten ziehen.
- Filtern Sie den Tee anschließend mit einem Sieb ab.
- Trinken Sie den Tee in kleinen Schlucken und nehmen Sie sich Zeit dafür, damit sich die Wirkung voll entfalten kann.

Fotoanleitung: Aufguss zubereiten

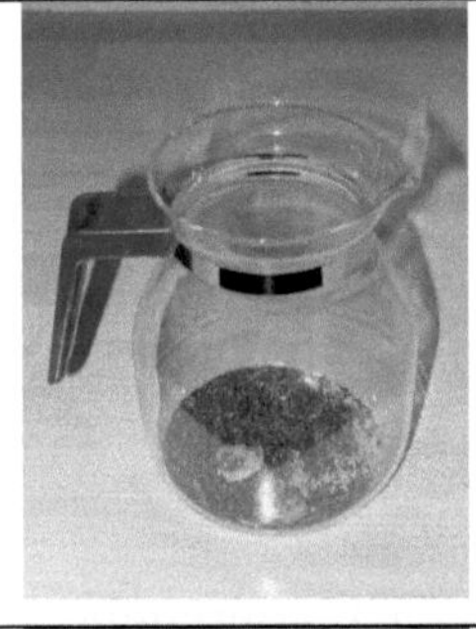	Verwenden Sie ein bis zwei Teelöffel Kräuter pro Tasse Tee, die Sie zubereiten wollen. Geben Sie die Kräuter in ein hitzefestes Gefäß, beispielsweise eine Tasse oder eine Teekanne.
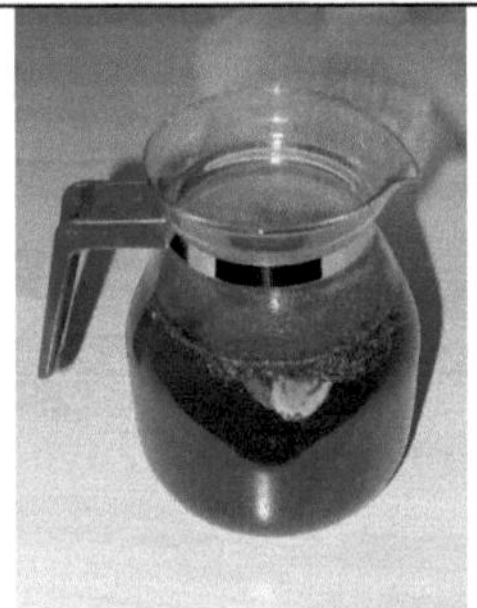	Bringen Sie Wasser zum kochen. Übergießen Sie die Kräuter mit dem kochenden Wasser. Lassen Sie den Tee zwischen 10 und 15 Minuten ziehen.
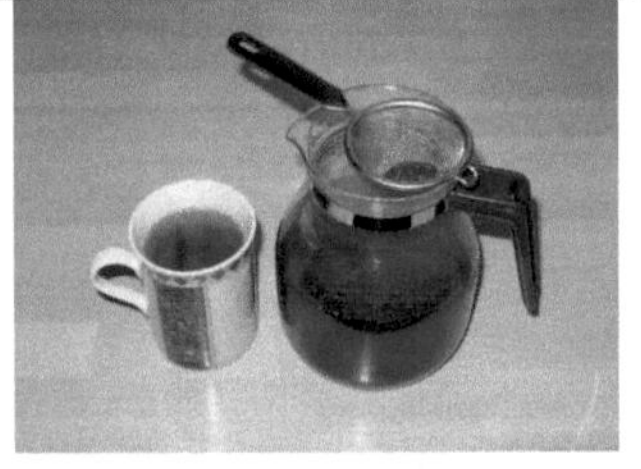	Filtern Sie den Tee anschließend mit einem Sieb ab.
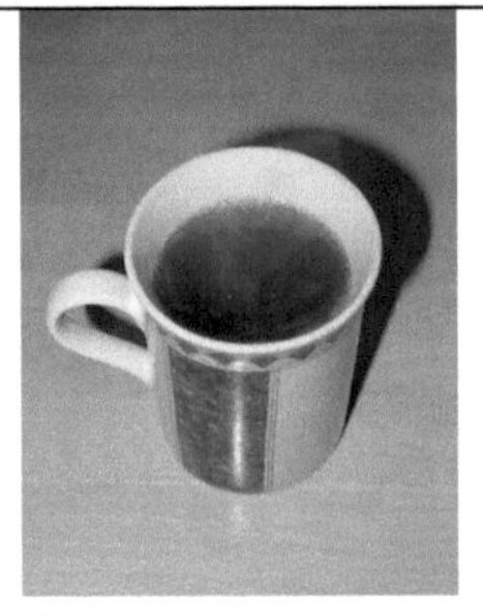	Trinken Sie den Tee in kleinen Schlucken und nehmen Sie sich Zeit dafür, damit sich die Wirkung voll entfalten kann.

Kaltauszug

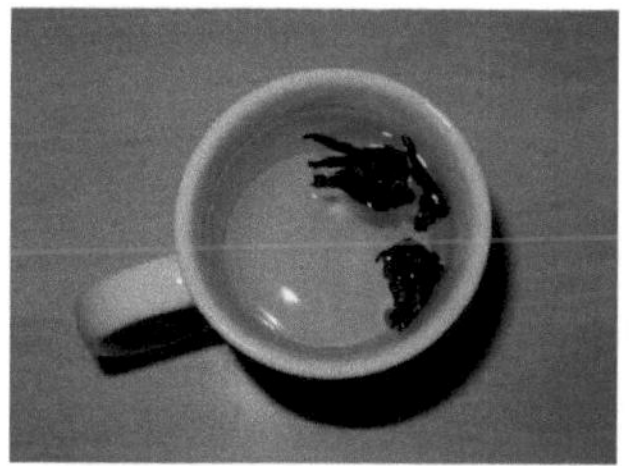

Einen Kaltauszug bereitet man aus empfindlichen Pflanzenteilen zu, beispielsweise aus einigen Blüten und manchen Wurzeln, die viel Schleim enthalten. Eine Sonderrolle spielt das Kraut der Mistel, das auch als Kaltauszug zubereitet wird.

Bei einem Kaltauszug wird kaltes Wasser verwendet, um die Pflanzen zu schonen. Damit sich genügend Inhaltstoffe der Kräuter im Wasser lösen, lässt man einen Kaltauszug sehr lange ziehen, meistens zwischen acht und zwölf Stunden.

So bereiten Sie einen Kaltauszug zu:

- Verwenden Sie ein bis zwei Teelöffel Kräuter pro Tasse Tee, die Sie zubereiten wollen.
- Geben Sie die Kräuter in ein Gefäß, beispielsweise eine Tasse oder eine Teekanne.
- Übergießen Sie die Kräuter mit kaltem Wasser.
- Bedecken Sie das Teegefäß, damit kein Schmutz hinein gelangt.
- Lassen Sie den Tee zwischen 8 und 12 Stunden ziehen.
- Filtern Sie den Tee anschließend mit einem Sieb ab.
- Erhitzen Sie den Tee vorsichtig auf Trinktemperatur.
- Trinken Sie den Tee in kleinen Schlucken und nehmen Sie sich Zeit dafür, damit sich die Wirkung voll entfalten kann.

Abkochung

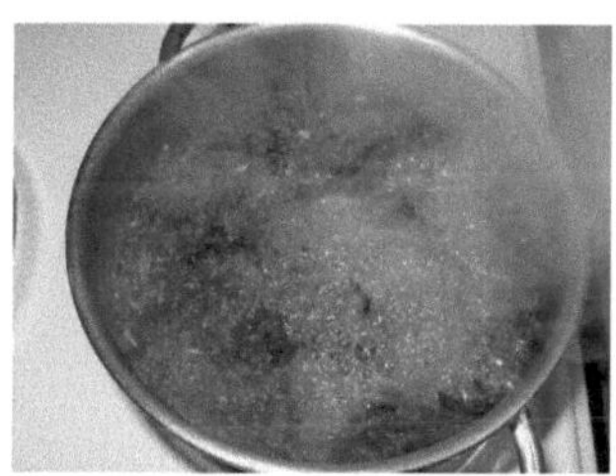

Eine Abkochung macht man mit harten Pflanzenteilen, die bei einem Aufguss nicht genügend ihrer Inhaltstoffe an das Wasser abgeben würden.

Dabei handelt es sich um manche Wurzeln und Samen und die meisten Rinden. Aus Kräutern mit vielen ätherischen Ölen sollte man keine Abkochung zubereiten, weil sich beim Kochen die ätherischen Öle verflüchtigen.

Bei einer Abkochung werden die Pflanzenteile für einige Minuten lang gekocht.

So bereiten Sie eine Abkochung zu:

- Verwenden Sie ein bis zwei Teelöffel Kräuter pro Tasse Tee, die Sie zubereiten wollen.
- Geben Sie die Kräuter in einen Kochtopf.
- Übergießen Sie die Kräuter mit der passenden Menge kaltem Wasser.
- Bringen Sie das Wasser mit den Kräutern zum kochen.
- Lassen Sie den Tee zwischen 1 und 15 Minuten kochen.
- Filtern Sie den Tee anschließend mit einem Sieb ab.
- Trinken Sie den Tee in kleinen Schlucken und nehmen Sie sich Zeit dafür, damit sich die Wirkung voll entfalten kann.

Sanfte Abkochung

Eine sanfte Abkochung ist ein Kompromiss zwischen Aufguss und Abkochung. Das Wasser wird hierbei nur kurz aufgekocht.

So bereiten Sie eine sanfte Abkochung zu:

- Verwenden Sie ein bis zwei Teelöffel Kräuter pro Tasse Tee, die Sie zubereiten wollen.
- Geben Sie die Kräuter in einen Kochtopf.
- Übergießen Sie die Kräuter mit der passenden Menge kaltem Wasser.
- Bringen Sie das Wasser mit den Kräutern zum kochen.
- Nehmen Sie den Tee vom Herd und lassen sie ihn noch einige Minuten ziehen (5 bis 10 Minuten).
- Filtern Sie den Tee anschließend mit einem Sieb ab.
- Trinken Sie den Tee in kleinen Schlucken und nehmen Sie sich Zeit dafür, damit sich die Wirkung voll entfalten kann.

Teemischungen

Kräuter werden häufig als Mischung zubereitet. Bei einer Teemischung können sich die Wirkungen der Kräuter ergänzen, was zu einer verbesserten Gesamtwirkung führen kann. Außerdem werden eventuelle Nebenwirkungen einzelner Kräuter reduziert, weil sie nur in geringer Menge angewendet werden. Bei Teemischungen kann man zudem fade schmeckende Kräuter mit wohlschmeckenden Kräutern ergänzen, sodass die Gesamtmischung gut schmeckt.

Wir haben einige Teemischungen als Vorschlag für Ihre Hausapotheke zusammengestellt. Doch zunächst einige Grundinformationen über Teemischungen.

Selbstgemacht oder gekauft

Teemischungen kann man selbst zusammenstellen oder auch fertig kaufen.

Selbst zusammengestellte Teemischungen haben den Vorteil, dass man die Zusammenstellung auf die eigenen Bedürfnisse und Vorlieben anpassen kann.

Fertige Teemischungen sind bequem und im Allgemeinen von Fachleuten zusammengestellt. Viele fertige Teemischungen gibt es auch als Teebeutel, was die Bequemlichkeit bei der Zubereitung noch verstärkt.

Man kann Teemischungen wahlweise in Apotheken, Kräuterläden oder auch Supermärkten kaufen. In Apotheken sind die Zusammenstellungen häufig stärker als in normalen Läden. Nicht-Apotheken dürfen nämlich aus rechtlichen Gründen keine stark wirkenden Kräuter anbieten. In Apotheken erhält man normalerweise auch Kräuter, die sorgfältig auf den Wirkstoffgehalt und eventuelle Schadstoffe hin untersucht wurden. Das rechtfertigt auch den höheren Preis.

Grundregeln für die Kräuter-Zusammenstellung

Für die Zusammenstellung von Kräutern als Teemischung gibt es einige einfache Grundregeln, die für gelungene Kräutermischungen sorgen.

Man muss diese Regeln jedoch nicht streng befolgen, vor allem wenn man nur eine beschränkte Anzahl von Kräutern zur Verfügung hat.

- Eine Teemischung besteht am besten aus 3 bis 7 verschiedenen Kräutern.
- Verwenden Sie ein bis drei Hauptkräuter, deren Wirkung sehr gut zum Einsatzzweck passt.
- Verwenden Sie auf Wunsch ein oder mehrere Ergänzungkräuter, deren Wirkung die Hauptwirkung unterstützt, beispielsweise eine krampflösende Wirkung gegen Husten.
- Verwenden Sie auf Wunsch eine geschmacksfördernde Heilpflanze, um den Geschmack der Teemischung zu verbessern. Am besten ist es, wenn das wohlschmeckende Kraut die Wirkung des Tees unterstützt, beispielsweise Fenchel in einer Husten-Teemischung.
- Verwenden Sie auf Wunsch eine oder mehrere Schmuckdrogen, die der Teemischung ein hübsches Aussehen verleihen. Dazu eignen sich farbige Blüten beispielsweise Ringelblume oder Kornblume.

- Verwenden Sie auf Wunsch eine oder mehrere stabilisierende Heilpflanzen, die die einzelnen Kräuter der Teemischung zusammenhalten und vor dem Entmischen bewahren. Dazu eignen sich wollige, flauschige Kräuter beispielsweise Spitzwegerich oder Salbei. Am besten ist es, wenn die Wirkung zur gewünschten Wirkung der Gesamt-Mischung passt.
- Messen oder wiegen Sie die einzelnen Bestandteile der Teemischung sorgfältig ab und geben Sie sie in eine ausreichend große Schüssel.
- Vermischen Sie die Kräuter sorgfältig.
- Bewahren Sie die Teemischung wahlweise in einer Papiertüte, einer Zellophantüte, einem dunklen Glas oder einer Teedose auf.
- Beschriften Sie die Teemischung mit Inhalt und Datum.

Mengenvergleich

Mengen für die Zusammenstellung von Teemischungen können als Gewicht oder als Volumen angegeben werden.

Wenn man größere Mengen Teemischung als Vorrat anmischen will, werden die Mengen meistens in Gramm angegeben, damit man sie abwiegen kann.

Bei kleineren Teemischungen kann die Maßeinheit auch der Teelöffel sein.

Der Unterschied zwischen Gewichts- und Volumenangaben spielt eine Rolle, weil verschiedene Pflanzenteile unterschiedlich schwer sind.

Die unten stehende Abbildung illustriert die Gewichts-Unterschiede bei Pflanzenteilen sehr deutlich.

Jedes Häufchen besteht aus 2 Gramm Kräutern.

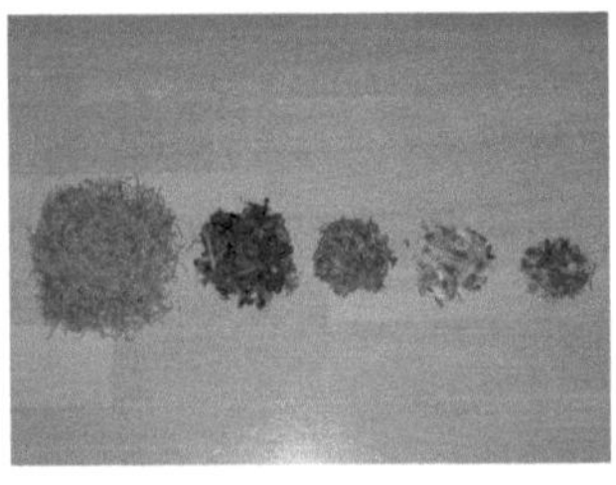

Von links nach rechts handelt es sich um:

- Blüten
- Blätter
- Samen
- Rinde
- Wurzel

Bei den vorgeschlagenen Teemischungen geben wir die Menge in Gramm an, jeweils so, dass Sie 100 Gramm als Vorrat mischen können.

Frühjahrs-Tee zur Frühjahrskur

Ein Frühjahrstee eignet sich dazu, nach einem kalten Winter den Stoffwechsel wieder in Gang zu bringen.

Wer will, kann diese Teemischung im Frühjahr 6 Wochen lang täglich trinken (1 bis 3 Tassen täglich).

Die Kräuter kann man sich frisch sammeln oder man verwendet getrocknete Heilpflanzen. Wenn man getrocknete Pflanzen verwendet, kann man der Mischung noch etwas Pfefferminzblätter beigeben, um den Geschmack zu verbessern.

Mischen Sie:

- 40 gr Birken-Blätter
- 40 gr Brennnessel-Blätter
- 20 gr Löwenzahn-Blätter (oder Wurzel)

Erkältungs-Tee

Diese Erkältungs-Teemischung kann man sich mit einigen der Hausapotheken-Kräuter zusammenstellen und in der Hausapotheke aufbewahren, um sie bei einer akuten Erkältung zur Hand zu haben.

Man kann die Kräuter aber auch bei Bedarf in kleinerer Menge aus den Beständen der Hausapotheke zusammenstellen.

Mischen Sie:

- 30 gr Kamillen-Blüten
- 30 gr Fenchel-Früchte
- 20 gr Salbei-Blätter
- 20 gr Thymian-Blätter

Erweiterter Erkältungs-Tee

Bei der folgenden Mischung für einen Erkältungs-Tee werden zusätzlich einige der 24 nützlichen Heilpflanzen verwendet.

Mischen Sie:

- 20 gr Kamillen-Blüten
- 20 gr Fenchel-Früchte
- 15 gr Holunder-Blüten
- 15 gr Lindenblüten

- 15 gr Salbei-Blätter
- 15 gr Thymian-Blätter

Husten-Tee

Diese Husten-Teemischung ist aus einigen der 12 Hausapotheken-Kräuter zusammengestellt. Sie wirkt in mehrfacher Hinsicht gegen Husten.

Fenchel und Thymian befreien den Atem, Spitzwegerich löst den Schleim, Fenchel wirkt krampflösend und alle drei Kräuter wirken entzündungshemmend und antibakteriell.

Mischen Sie:

- 40 gr Fenchel-Früchte
- 30 gr Spitzwegerich-Blätter
- 30 gr Thymian-Blätter

Erweiterter Husten-Tee

Die erweiterte Husten-Teemischung enthält zusätzlich Anis und Königskerze.

Anis wirkt ähnlich wie der Fenchel, schmeckt aber lieblicher. Die Königskerze wirkt lindernd und einhüllend, um den Hustenreiz zu verringern.

Mischen Sie:

- 30 gr Fenchel-Früchte
- 30 gr Anis-Früchte
- 20 gr Spitzwegerich-Blätter
- 10 gr Thymian-Blätter
- 10 gr Königskerzen-Blüten

Verdauungs-Tee

Der Verdauungstee wirkt allgemein verdauungsstärkend. Er kann getrunken werden, wenn man zu schwer gegessen hat. Er hilft aber auch bei Entzündungen und Infektionen von Magen und Darm. Auch bei krampfartigen oder nervösen Beschwerden von Magen und Darm kann diese Teemischung lindernd wirken.

Mischen Sie:

- 30 gr Fenchel-Früchte

- 20 gr Kamillen-Blüten
- 20 gr Pfefferminz-Blätter
- 10 gr Brennnessel-Blätter
- 10 gr Johanniskraut-Kraut
- 10 gr Ringelblumen-Blüten

Blähungs-Tee

Dieser Blähungstee wirkt entkrampfend auf den verkrampften und aufgeblähten Bauch, wenn man Blähungen hat.

Mischen Sie:

- 50 gr Fenchel-Früchte
- 30 gr Baldrian-Wurzel
- 20 gr Kamillen-Blüten

Erweiterter Blähungs-Tee

Beim erweiterten Blähungs-Tee sind zusätzlich zwei der 24 Heilpflanzen enthalten.

Mischen Sie:

- 25 gr Fenchel-Früchte
- 25 gr Anis-Früchte
- 25 gr Angelika-Samen
- 15 gr Baldrian-Wurzel
- 10 gr Kamillen-Blüten

Bauchweh-Tee für Kinder

Kinder haben relativ häufig Bauchweh, oft ohne dass man genau weiß, was sie genau plagt.

In vielen Fällen werden diese Bauchweh Blähungen sein. Manchmal steckt aber auch eine Magen-Darm-Infektion oder sogar eine Erkältung dahinter. Sogar Migräne kann als Bauchweh empfunden werden, weil die Schmerzwahrnehmung bei Kindern bauchzentriert ist. Auch seelische Probleme können sich als Bauchweh äußern.

Wenn die Schmerzen sehr stark sind oder nach einigen Stunden nicht verschwinden, sollte man einen Arzt aufsuchen, um die Situation abklären zu lassen. Es könnte schließlich auch eine Blinddarmentzündung hinter den Bauchschmerzen stecken.

Ansonsten hilft häufig ein warmer Tee mit Honig, am besten ergänzt durch eine Wärmflasche.

Achtung! Kein Honig für Babies.

Mehr Informationen über Bauchschmerzen finden Sie ab Seite 153.

Mischen Sie:

- 50 gr Fenchel-Früchte
- 30 gr Kamillen-Blüten
- 20 gr Ringelblumen-Blüten

Blasen-Tee

Ein Blasentee hilft bei der Vorbeugung oder Behandlung einer Blasenentzündung. Er wirkt antibakteriell, entzündungshemmend und vor allem harntreibend, um die Bakterien mit reichlich Urin aus der Blase zu spülen.

Trinken Sie mehrere Liter Blasentee, wenn Sie befürchten, dass sich eine Blasenentzündung ankündigt. Mehr Information über Blasenentzündung finden Sie auf Seite 154.

Mischen Sie:

- 40 gr Kamillen-Blüten
- 30 gr Brennnessel-Blätter
- 30 gr Schafgarben-Kraut

Erweiterter Blasentee

Der folgende Blasentee enthält zusätzlich einige der 24 Kräuter.

Bärentraubenblätter sind ganz besonders wirksam gegen Blasenentzündung. Goldrute und Schachtelhalm wirken stark harntreibend und zudem entzündungshemmend.

Mischen Sie:

- 30 gr Bärentraubenblätter
- 20 gr Birken-Blätter
- 20 gr Goldruten-Kraut
- 20 gr Brennnessel-Blätter
- 10 gr Schachtelhalm-Kraut

Beruhigungs-Tee

Den Beruhigungstee kann man als leichten Tee zubereiten, wenn man tagsüber aufgeregt ist. Um abends besser einschlafen zu können, kann man die gleiche Mischung etwas stärker dosieren.

Mischen Sie:

- 40 gr Baldrian-Wurzel
- 30 gr Johanniskraut-Kraut
- 30 gr Melissen-Kraut

Muskelentkrampfungs-Tee

Die nachfolgende Teemischung hilft gegen verkrampfte Muskeln. Das ist nicht nur nach sportlicher Anstrengung hilfreich, sondern auch nach langer Büroarbeit, bei Spannungskopfschmerzen, Rückenschmerzen, Reizdarm, Magenkrämpfen oder Gallenkolik.

Bei Bedarf kann der Tee mit einer Wärmflasche auf dem verkrampften Körperbereich ergänzt werden.

Mischen Sie:

- 30 gr Baldrian-Wurzel
- 30 gr Fenchel-Früchte
- 20 gr Kamillen-Blüten
- 20 gr Pfefferminz-Blätter

Haut-Tee

Der Haut-Tee eignet sich zur innerlichen und äußerlichen Anwendung für die Haut. Innerlich als Tee getrunken fördert er die Ausscheidung von Abfallstoffen und regt den Stoffwechsel an, was beides eine günstige Wirkung auf die Haut hat.

Äußerlich als Umschlag oder Teilbad angewendet wirkt diese Kräutermischung entzündungshemmend, antibakteriell und reizlindernd. Die Heilung der Haut wird unterstützt.

Mischen Sie:

- 25 gr Brennnessel-Blätter
- 25 gr Ringelblumen-Blüten
- 25 gr Spitzwegerich-Blätter
- 25 gr Salbei-Blätter

Stoffwechsel-Tee

Die Stoffwechsel-Teemischung regt den Stoffwechsel an. Dadurch können Stoffwechselerkrankungen wie Rheuma oder Gicht gelindert werden. Auch gegen Übergewicht kann der Tee helfen, zumindest wenn man ihn mit Bewegung und leichter Ernährung kombiniert.

Mischen Sie:

- 25 gr Brennnessel-Blätter
- 25 gr Melissen-Kraut
- 25 gr Schafgarben-Kraut
- 25 gr Pfefferminz-Blätter

Frauen-Tee

Der Frauentee hilft bei verschiedenen typisch weiblichen Beschwerden wie Menstruationsbeschwerden, Prämenstruellem Syndrom oder Wechseljahrsbeschwerden.

Der Tee hilft, das Hormonsystem auszugleichen und die weiblichen Organe zu stärken.

Mischen Sie:

- 30 gr Schafgarben-Kraut
- 30 gr Johanniskraut-Kraut
- 30 gr Melissen-Kraut
- 10 gr Salbei-Blätter

Bäder

Bäder sind eine intensive Möglichkeit, Kräuter anzuwenden.

Im Allgemeinen bereitet man entweder einen Tee für die Anwendung als Bad oder man verdünnt eine Tinktur für diesen Zweck. Die Wirkung der Badeanwendung ist bei beiden Varianten weitgehend gleich. Bei Verwendung einer Tinktur kommt jedoch die desinfizierende und austrocknende Wirkung des Alkohols hinzu.

Man kann für eine Badeanwendung auch ätherische Öle verwenden. Damit sich die ätherischen Öle im Badewasser auflösen, braucht man einen Emulgator, der Öl und Wasser verbindet. Man kann in speziellen Läden für Kosmetik-Rohstoffe, z.B. Spinnrad, solche flüssigen Emulgatoren kaufen. Alternativ kann man auch Milch als Emulgator verwenden. Milch ist zudem sehr gut für die Haut. Alternativ dazu kann man auch fertige Badezusätze verwenden.

Je nachdem, welcher Bereich des Körpers behandelt werden soll, macht man ein Vollbad oder ein Teilbad.

Vollbad

Bei einem Vollbad wird die ganze Badewanne mit Wasser und Kräuterauszügen gefüllt.

Zu der Wirkung der Kräuter kommt die Wirkung des Ganzkörperbades hinzu. Allein schon das warme Wasser, in dem der Körper liegt, hat eine entspannende und durchblutungsfördernde Wirkung. Die Wirkung der Kräuter ergänzt diesen Effekt.

Ein Vollbad eignet sich beispielsweise dann, wenn die gesamte Haut von einem Problem betroffen ist, oder der gesamte Bewegungsapparat. Aber auch bei seelischen Problemen wie Stress oder Überarbeitung kann ein Vollbad gut helfen.

Weil man für ein Vollbad viel Wasser braucht, benötigt man auch entsprechend viele Kräuter. Ungefähr 100 Gramm getrocknete Kräuter werden für ein kraftvolles Vollbad benötigt. Bei der Verwendung von frischen Kräutern braucht man noch deutlich mehr.

So bereiten Sie ein Kräuter-Vollbad zu:

- Geben Sie etwa 100 Gramm getrocknete oder 500 Gramm frische Kräuter in einen hitzefesten Eimer. Wenn Sie es haben, können Sie die Kräuter auch in einen Stoffbeutel geben, ähnlich wie bei einem Teebeutel, nur deutlich größer.

- Erhitzen Sie etwa 5 Liter Wasser bis zum Kochen.
- Übergießen Sie die Kräuter im Eimer mit dem kochenden Wasser.
- Lassen Sie währenddessen das Wasser in die Badewanne einlaufen. Das Badewasser sollte zwischen 28°C und 37°C liegen.
- Der Kräutertee im Eimer sollte etwa 15 Minuten ziehen.
- Gießen Sie den fertigen Kräutertee anschließend durch ein Sieb in die Badewanne. Wenn Sie die Kräuter ein einem Beutel haben, brauchen Sie kein Sieb, sondern können den Tee direkt in die Badewanne gießen. Binden Sie den Beutel zu und befestigen Sie ihn am Wasserhahn, sodass er in die Badewanne hängen kann, um das Kräuter-Vollbad zu intensivieren.
- Legen Sie sich in die Badewanne.
- Bleiben Sie 15 bis 20 Minuten in der Badewanne.
- Anschließend können Sie sich kalt abduschen, wenn Sie das mögen oder sich abhärten wollen.
- Trocknen Sie sich anschließend ab und legen Sie sich gut zugedeckt für eine gute Stunde ins Bett. In dieser Zeit kann das Kräuterbad nachwirken.

Für Hautprobleme eignen sich beispielsweise Kamille, Schafgarbe oder Lavendel. Gegen Kopfschmerzen, Erkältung oder zur Belebung kann man ein Bad mit Pfefferminze oder Rosmarin durchführen.

Zur Entspannung kann man ein Bad mit Lavendel durchführen.

Teilbad

Bei einem Teilbad wird nur ein kleiner Bereich des Körpers gebadet.

Meistens wird der Körperteil gebadet, mit dem man Gesundheitsprobleme hat, beispielsweise die Hände bei Handarthrose oder ein Sitzbad bei Frauenbeschwerden.

Man kann aber auch eine indirekte Wirkung durch ein Teilbad erzielen, beispielsweise ein warmes Fußbad bei drohender Blasenentzündung.

Naturgemäß braucht man für ein Teilbad deutlich weniger Kräuter als für ein Vollbad.

Meistens reicht es aus, eine Kanne starken Tee zu kochen und dem Badewasser beizufügen.

Wie auch beim Vollbad kann man alternativ zu Kräutern auch eine Tinktur, ätherische Öle oder ein fertiges Badepräparat verwenden.

Für ein Teilbad kann man eine große Schüssel oder eine kleine Wanne verwenden. Der zu badende Körperteil sollte hinein passen.

Ansonsten wird das Teilbad genau so durchgeführt wie das Vollbad.

Dampfbad - Inhalation

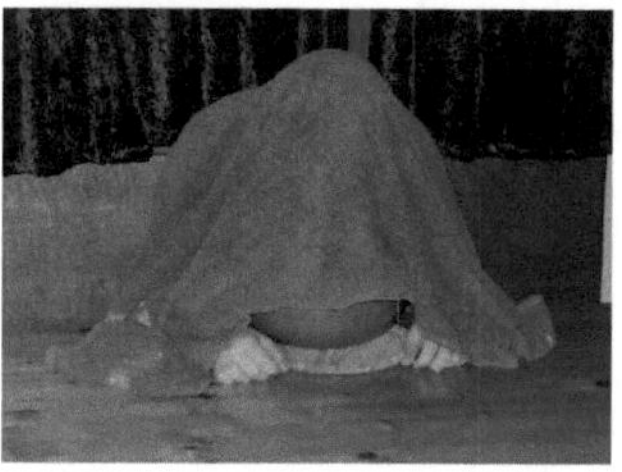

Ein Dampfbad ist eine Sonderform eines Bades, denn man badet nicht im Wasser, sondern setzt sich dem Dampf von heißem Wasser aus.

Am häufigsten wird ein Gesichtsdampfbad zur Inhalation durchgeführt. Es hilft gegen Erkältungen, verstopfte Nase und Nebenhöhlenentzündungen. Auch gegen unreine Haut kann ein Gesichtsdampfbad helfen.

Traditionell wird ein Dampfbad meistens mit Kamille durchgeführt. Man kann auch ätherisches Pfefferminzöl in geringen Mengen verwenden.

So führen Sie ein Dampfbad durch:

Legen Sie ein großes Handtuch, eine hitzefeste Schüssel und Kräuter, z.B. Kamillenblüten bereit.

Geben Sie eine kleine Handvoll Kräuter in die Schüssel.

Bringen Sie Wasser zum kochen.

- Stellen Sie die Schüssel auf einen Tisch auf eine hitzefeste Unterlage, z.B. ein Holzbrett.
- Gießen Sie das kochende Wasser über die Kräuter in die Schüssel.
- Setzen Sie sich an den Tisch und beugen Sie sich über die Schüssel.
- Bedecken Sie Kopf und Oberkörper mit dem Handtuch, damit der Dampf sich darunter sammeln kann.
- Nähern Sie sich dem heißen Wasser so dicht, wie Sie die Temperatur gerade noch aushalten.
- Atmen Sie ruhig und tief. Der Dampf und die Kräuter-Wirkstoffe dringen in die Atemwege vor und helfen dort gegen Entzündungen und Infektionen. Die Atemwege werden befreit. Auch Entzündungen der Haut werden gelindert.

Wickel und Umschläge

Wickel und Umschläge gehören seit langem zur einfachen Behandlung von Krankheiten. Heutzutage gelten sie als etwas unmodern, aber sie haben an Wirksamkeit nichts eingebüßt.

Dadurch, dass der Umschlag lange einwirkt, ist er eine sehr intensive Behandlungsmöglichkeit.

Grundausstattung für Wickel und Umschläge

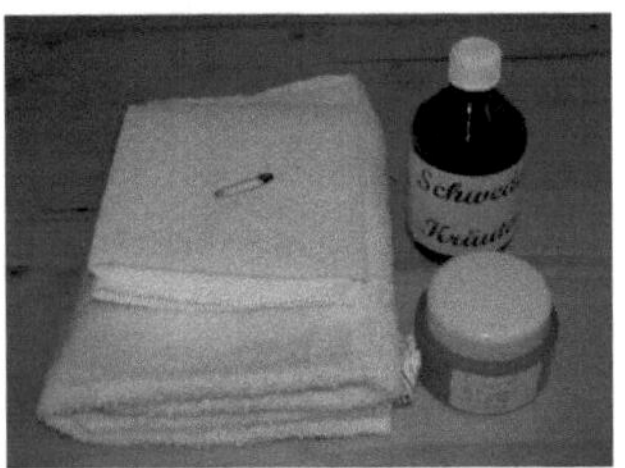

Umschläge und Wickel kann man mit einfachen Mitteln durchführen. Dennoch ist es sinnvoll, diese Grundausstattung immer griffbereit zu haben, damit man im Fall der Fälle nicht erst lange suchen muss.

Man kann sich in Apotheken auch ein extra Set für Wickel kaufen, in der Praxis reicht aber auch eine selbst zusammengestellte Ausstattung.

Wickel und Umschläge bestehen meistens aus drei Schichten:

- **Innentuch**: wahlweise aus Baumwolle, Leinen oder Küchenkrepp. Dieses Tuch wird in Kräutertee, Tinktur oder Wasser getaucht und ist daher feucht.
- **Zwischentuch**: wahlweise aus Molton (dicke Baumwolle) oder Plastikfolie. Schützt die Umgebung vor Feuchtigkeit oder Verschmutzung durch das Innentuch.
- **Außentuch**: wahlweise aus Wolle, Flanell oder Frottee. Umschließt den ganzen Wickel und hält die Wärme im Innern des Wickels.

Die Grundausstattung für Wickel und Umschlage hat sich im Laufe der Jahrzehnte deutlich verändert. Früher spielte mindestens ein Wolltuch eine wichtige Rolle bei Wickeln. Heutzutage nimmt man häufig stattdessen ein dickes Handtuch und bei Bedarf eine Plastikfolie, um die Feuchtigkeit des Wickels von der Umgebung abzuhalten.

Die Größe der jeweiligen Tücher hängt vom Anwendungszweck ab. Ein Wickel um den ganzen Leib braucht naturgemäß größere Tücher als ein Wickel um ein schmerzendes Handgelenk.

Für Umschläge werden häufig nur kleine Tücher gebraucht und ein Mullverband zum Fixieren des Umschlags am Körper. Manche kleinen Umschläge kann man auch mit ein paar Pflasterstreifen festkleben.

Durchführung eines Kräuter-Umschlags

Ein Kräuter-Umschlag wird folgendermaßen durchgeführt:

- Bereiten Sie einen starken Tee aus der Heilpflanze Ihrer Wahl zu, beispielsweise Ringelblume bei schlecht heilenden Wunden.
- Waschen Sie sehr gründlich Ihre Hände.
- Tauchen Sie das Innentuch in den Tee, bis es ganz vollgesogen ist.
- Wringen Sie das Innentuch aus, so dass es nicht mehr tropft, aber noch gut durchfeuchtet ist.
- Legen Sie das Innentuch auf die zu behandelnde Stelle.
- Legen Sie das Zwischentuch (Plastikfolie) auf das Innentuch. Das Zwischentuch sollte etwas größer sein als das Innentuch.
- Legen Sie das Außentuch, z.B. ein Frotteehandtuch oder einen trockenen Frotteewaschlappen auf das Zwischentuch.
- Befestigen Sie das Außentuch mit einem Mullverband oder Pflaster.
- Lassen Sie den Umschlag mehrere Stunden oder über Nacht einwirken.
- Entfernen Sie den Umschlag anschließend.
- Lassen Sie die behandelte Haut trocknen.
- Wiederholen Sie die Umschlagsbehandlung bei Bedarf mehrfach, bis eine Besserung eintritt.

Alternativ zu einem Kräutertee kann man auch verdünnte Tinktur für einen Umschlag verwenden.

Außer der Kräuterwirkung erzielt man mit einem Umschlag zusätzlich noch eine durchblutungsfördernde Wirkung. Je nachdem, ob der Umschlag warm oder kalt ist, hat er noch weitere Wirkungen, die auf dem Temperatur-Reiz beruhen.

Warmer Umschlag und Wickel

Ein warmer Umschlag sollte so heiß wie möglich sein, ohne die Haut zu verbrennen.

Er hat dann eine erwärmende, entspannende und beruhigende Wirkung.

Daher helfen warme Umschläge besonders gut gegen alle Beschwerden, die mit Verkrampfungen einhergehen, also beispielsweise Rückenschmerzen oder Bauchkrämpfe.

Wenn eine heiße Schwellung vorliegt, beispielsweise bei einer Verstauchung, ist ein warmer Umschlag eher nicht zu empfehlen.

Auch bei hochakuten Entzündungen kann ein warmer Umschlag manchmal zu viel Hitze an die entzündete Stelle bringen. Eine Ausnahme stellen hier Blasenentzündungen dar, die meistens auch in der akuten Phase günstig auf warme Umschläge reagieren. Im Zweifelsfall muss man ausprobieren, ob man warm oder kalt besser verträgt.

Ein warmer Umschlag sollte 30 Minuten bis mehrere Stunden einwirken.

Kalter Umschlag und Wickel

Kalte Umschläge wirken zusammenziehend auf Schwellungen, sodass sie eine abschwellende Wirkung haben.

Heiße, entzündliche Prozesse können durch einen kalten Umschlag gekühlt und dadurch verringert werden.

Bekannt sind kalte Wickel vor allem als Wadenwickel gegen Fieber. Sie sollen fiebersenkend wirken oder zumindest das weitere Ansteigen des Fiebers verlangsamen. Außerdem verbessern sie das Befinden des Kranken. Fieber ist jedoch zunächst sehr wichtig für den Heilungsvorgang. Es sollte daher nur gesenkt werden, wenn es zu hoch ansteigt, beispielsweise über 39°C.

Ein kalter Umschlag hat eine Temperatur zwischen 18°C und 23°C.

Nur wenn er kurz eingesetzt wird, hat er eine deutliche kühlende Wirkung. Nach etwa 15 Minuten sollte man solch einen kalten Umschlag entfernen oder durch einen neuen kalten Umschlag ersetzen.

Wenn man einen kalten Umschlag länger einwirken lässt, zwischen 45 und 90 Minuten, wärmt er sich auf, und die Wirkung verändert sich. Es kommt nach einer Weile zu einer stärkeren Durchblutung und dadurch zu einer Erwärmung von innen heraus. Solch ein lang einwirkender kalter Umschlag kann beispielsweise gegen Kopfschmerzen helfen.

Kräutersäckchen

Ein Kräutersäckchen ist eine trockene Art der Anwendung. Ihre Wirkung basiert vor allem auf den in den Kräutern enthaltenen ätherischen Ölen.

- Um ein Kräutersäckchen anzuwenden, wickeln Sie getrocknete Kräuter, z.B. Lavendel, in ein dünnes Tuch, sodass ein Päckchen entsteht.
- Wärmen Sie das Kräuterpäckchen zwischen zwei Wärmflaschen auf.

- Legen Sie das warme Kräuterpäckchen auf die zu behandelnde Stelle des Körpers.
- Fixieren Sie das Kräutersäckchen mit einem Tuch oder Pflasterstreifen.
- Lassen Sie das Kräutersäckchen einwirken, so lange es warm ist.
- Entfernen Sie das Kräutersäckchen oder tauschen Sie es gegen ein frisch erwärmtes neues Kräutersäckchen.
- So lange das Kräutersäckchen nach dem Erwärmen duftet, kann man es wiederverwenden.

Zwiebelsäckchen

Ein Zwiebelsäckchen hilft vor allem gegen Ohrenschmerzen und Furunkel, denn es wirkt entzündungshemmend.

- Schneiden Sie eine Zwiebel in möglichst kleine Würfel, um ein Zwiebelsäckchen anzuwenden.
- Wickeln Sie die Zwiebelwürfel in ein dünnes Tuch.
- Erwärmen Sie das Zwiebelpäckchen zwischen zwei Wärmflaschen oder auf einer Heizung.
- Legen Sie das gut erwärmte Zwiebelsäckchen auf die zu behandelnde Stelle.
- Fixieren Sie es mit einem schmalen Tuch, so dass es keinen Druck ausübt, sondern nur locker befestigt ist.
- Lassen Sie das Zwiebelsäckchen mehrere Stunden oder über Nacht einwirken.

Kohlwickel

Ein Kohlwickel wirkt entzündungshemmend. Man kann ihn gegen Hautentzündungen oder Entzündungen innerer Organe anwenden.

- Walzen Sie mehrere Kohlblätter mit einer Kuchenrolle platt, bis sie weich sind.
- Legen Sie die Kohlblätter anschließend auf die zu behandelnde Stelle.
- Befestigen Sie die Kohlblätter mit einem Tuch.
- Lassen Sie die Kohlblätter mehrere Stunden oder über Nacht wirken.

Man kann auch Wickel mit Quark, Lehm oder gekochten Kartoffeln durchführen.

Tinktur

Eine Tinktur ist ein Kräuterauszug mit Alkohol. Durch diese Art des Kräuterauszugs werden nicht nur die wasserlöslichen Wirkstoffe aus den Pflanzen gelöst, sondern auch die alkohollöslichen und teilweise die fettlöslichen.

Außerdem ist eine Tinktur sehr haltbar, weil der Alkohol eine konservierende Wirkung hat. Eine Tinktur hält gut ein Jahr, bevor die Wirkstoffe allmählich weniger wirksam werden.

Mit einer Tinktur hat man eine sehr bequeme Kräuterzubereitung zur Hand, denn man kann sie direkt einnehmen, ohne extra einen Tee kochen zu müssen.

Grob betrachtet haben Tinkturen eine vergleichbare Wirkung wie die Anwendung als Tee. Beim Tee kommt jedoch der Effekt durch das warme Getränk hinzu, was vor allem bei Erkältungen, Bauchschmerzen oder Schlaflosigkeit die Wirkung verstärken kann. Tinkturen können teilweise intensiver wirken als ein Tee, weil in ihnen zusätzliche Wirkstoffe enthalten sind.

Andere Bezeichnungen für Tinkturen

Tinkturen werden häufig auch als Kräuter-Tropfen bezeichnet, manchmal auch als Extrakt, was eine sehr allgemeine Bezeichnung für Kräuterauszüge ist. Auch die Bezeichnung Essenz ist üblich für Tinkturen.

Wenn bittere Kräuter zur Stärkung der Verdauung als Tinktur angesetzt werden, wird diese Zubereitung häufig als Magenbitter bezeichnet. Wobei die Bezeichnung Magenbitter fließend bis zu reinen Genussgetränken übergeht.

Die Begriffsverwirrung bei Tinkturen hängt teilweise damit zusammen, dass nur von Apothekern und Pharmafirmen hergestellte alkoholische Auszüge als Tinktur bezeichnet werden dürfen.

Alkoholische Auszüge, die man in Kräuterläden oder Supermärkten bekommt, werden daher anders bezeichnet.

Außerdem wird noch zwischen normalen Tinkturen und Urtinkturen in der Homöopathie unterschieden.

Eine normale Tinktur wird aus getrockneten Pflanzenteilen hergestellt.

Eine Urtinktur wird hingegen aus frischen Pflanzenteilen oder aus frisch gepresstem Pflanzensaft hergestellt.

Klassische Tinkturen und Urtinkturen enthalten meist 70% bis 90% Vol. Alkohol.

Essenzen, Extrakte, Tropfen oder andere Produkte enthalten manchmal auch andere Lösungsmittel als Alkohol. Für Kinder werden die Kräuter manchmal in Glycerin ausgezogen anstelle von Alkohol.

Tinktur anwenden

Tinkturen kann man unterschiedlich anwenden, je nachdem, was man erreichen will.

Die Anwendung verdünnt mit Wasser ist relativ schonend für den Magen. Unverdünnte Tinkturen haben einen reizenden Charakter und werden nicht von Jedem vertragen.

Bei mehrtägiger oder Dauer-Anwendung dosiert man Tinkturen meistens wie folgt:

- 3 mal täglich werden 10 bis 50 Tropfen der Tinktur eingenommen.

Bei kürzerer Anwendungsdauer und wenn man eine intensive Wirkung erzielen will, kann man auch mehrmals täglich einen Teelöffel bis zu einen Esslöffel einnehmen.

Achtung! Bei hohen Dosierungen und Daueranwendung sollte man unbedingt berücksichtigen, dass Tinkturen Alkohol enthalten! Leberkranke und trockene Alkoholiker sollten ganz auf Tinkturen verzichten.

Tinkturen und Kinder

Wegen des Alkoholgehaltes sind Tinkturen für kleine Kinder generell nicht geeignet.

Bei größeren Kindern (Jugendlichen) kann man Tinkturen in seltenen Fällen niedrig dosiert und stark verdünnt anwenden.

Doch besser ist es, wenn man auch bei Jugendlichen auf Tinkturen verzichtet.

Bei selbstgemachten Tinkturen ist dies eigentlich selbstverständlich und wird auch kaum übersehen.

Doch viele gekaufte Kräuter-Tropfen sind eigentlich auch Tinkturen und enthalten reichlich Alkohol. Selbst Hustensaft enthält manchmal eine Menge Alkohol.

Solcher Hustensaft wird manchmal schon kleinen Kindern verabreicht, ohne sich bewusst zu sein, dass man seinem hustenkranken Kind ein alkoholisches Getränk verabreicht. Daher sollte man bei gekaufter Medizin auf die Inhaltstoffe achten.

Tinktur selbstgemacht

Eine Tinktur kann man einfach selber zubereiten.

Meistens verwendet man dazu einen Doppelkorn mit knapp 40% Vol. oder etwas Vergleichbares.

Man kann wahlweise getrocknete oder frische Pflanzenteile verwenden.

Außer den Kräutern und dem Doppelkorn braucht man ein Schraubdeckelglas, einen Kaffeefilter oder Sieb und eine dunkle Flasche zum späteren Aufbewahren.

So stellen Sie eine Tinktur her:

- Füllen Sie das Schraubdeckelglas gut halb voll mit den Kräutern, aus denen Sie die Tinktur herstellen wollen.
- Übergießen Sie die Kräuter mit dem Doppelkorn, bis die Kräuter gut bedeckt sind.
- Verschließen Sie das Glas.
- Stellen Sie das Glas an einen warmen Platz.
- Lassen Sie die Tinktur 10 Tage bis 6 Wochen ziehen. Je länger sie zieht, desto stärker wird die Tinktur.
- Filtern Sie die Tinktur ab, z.B. mit einem Kaffeefilter.
- Gießen Sie die Tinktur in eine dunkle Flasche.
- Beschriften Sie die Flasche mit Inhalt und Datum.
- Bewahren Sie die Tinktur an einem dunklen, kühlen Platz auf.

Fotoanleitung: Tinktur herstellen

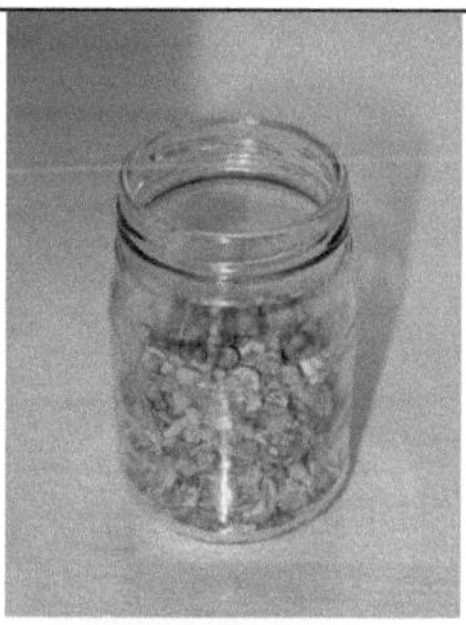	Füllen Sie das Schraubdeckelglas gut halb voll mit den Kräutern, aus denen Sie die Tinktur herstellen wollen.
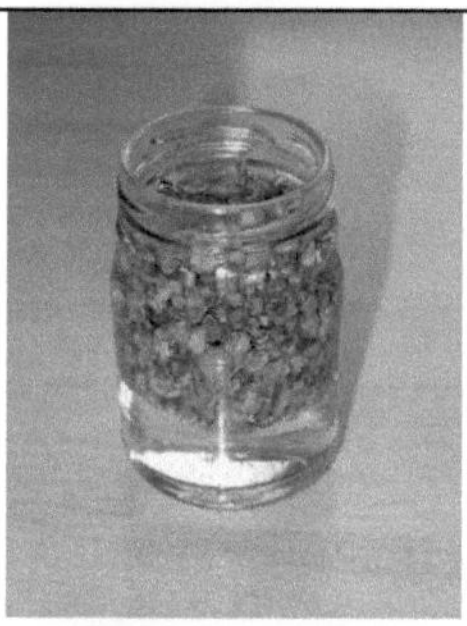	Übergießen Sie die Kräuter mit dem Doppelkorn, bis die Kräuter gut bedeckt sind.
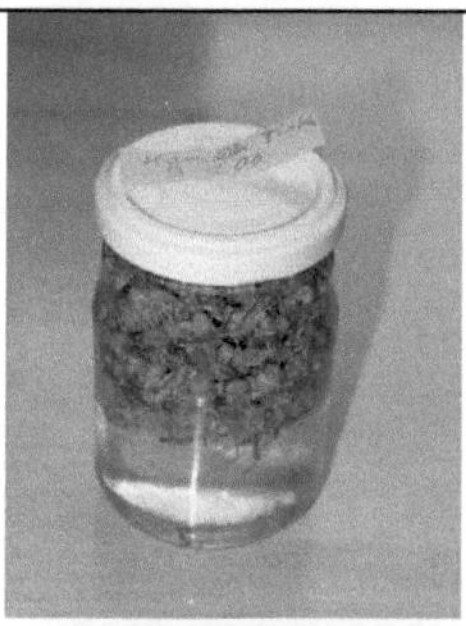	Verschließen Sie das Glas. Stellen Sie das Glas an einen warmen Platz. Lassen Sie die Tinktur 10 Tage bis 6 Wochen ziehen. Je länger sie zieht, desto stärker wird die Tinktur.
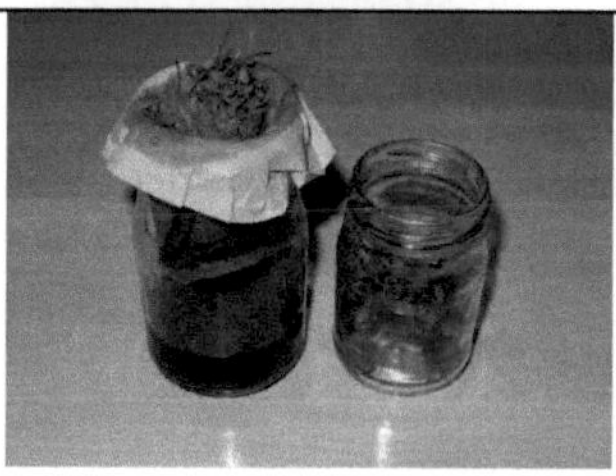	Filtern Sie die Tinktur ab, z.B. mit einem Kaffeefilter.

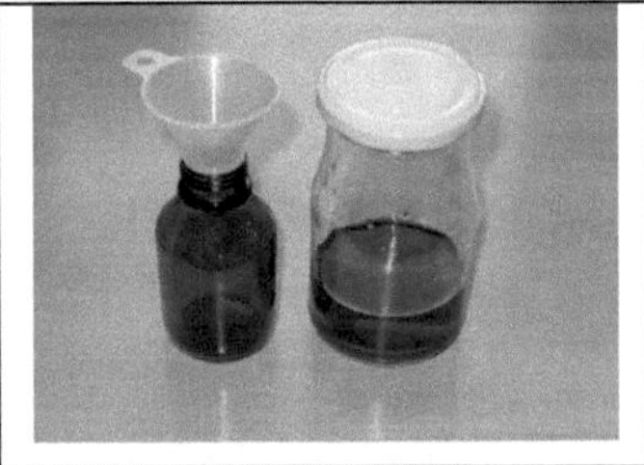	Gießen Sie die Tinktur in eine dunkle Flasche.
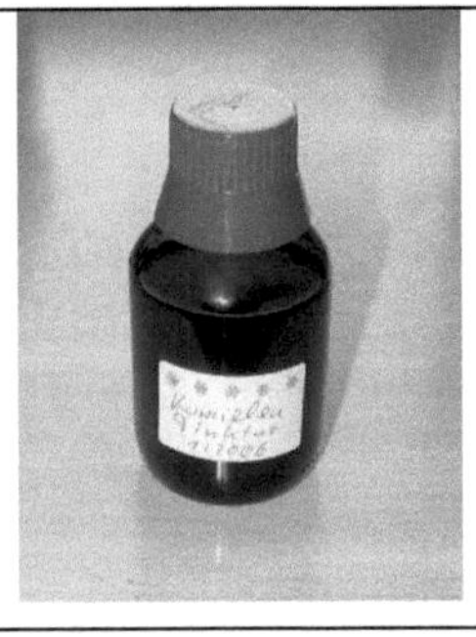	Beschriften Sie die Flasche mit Inhalt und Datum. Bewahren Sie die Tinktur an einem dunklen, kühlen Platz auf.

Man kann Tinkturen aus einzelnen Kräutern herstellen oder auch aus Kräutermischungen.

Im Prinzip kann die Teemischungen aus diesem Buch (siehe ab Seite 91) auch als Tinktur ansetzen.

Hier folgen noch einige Rezepte, die sich speziell für Tinkturen eignen.

Die Mischungen ergeben jeweils 50 Gramm Kräuter, sodass die Kräutermenge in ein großes Marmeladen- oder Honig-Glas passt.

Die Kräuter werden dann jeweils auf 500 ml mit Doppelkorn aufgefüllt, also bis das Glas voll ist.

Carminativum - Blähungs-Tropfen

Tinkturen gegen Blähungen sind so klassisch, dass sie sogar einen eigenen Namen haben: Carminativum.

Verwenden Sie folgende Kräuter für ein Carminativum:

- 30 gr Fenchel-Früchte
- 10 gr Baldrian-Wurzel
- 10 gr Kamillen-Blüten

Magen-Bitter

Die sogenannten Magenbitter sind eine ganze Klasse für sich. Es gibt unzählige Rezepte für Magenbitter, manche mit hunderten von Zutaten und einige eher als Genussmittel anstatt als Medizin gedacht.

Bei der folgenden Zusammenstellung werden Kräuter verwendet, die in diesem Buch beschrieben werden. Viele klassische Magenbitter-Pflanzen sind daher nicht in dieser Mischung enthalten.

Verwenden Sie folgende Kräuter für einen milden Magenbitter:

- 15 gr Angelika-Wurzel
- 10 gr Löwenzahn-Wurzel
- 10 gr Wacholder-Beeren
- 10 gr Wegwarten-Wurzel
- 5 gr Pfefferminz-Blätter

Erkältungs-Tropfen

Erkältungs-Tropfen kann man für erwachsene Familienmitglieder immer in der Hausapotheke vorrätig haben, damit man sie bei Bedarf schnell zur Hand hat.

Verwenden Sie folgende Kräuter für Erkältungstropfen:

- 30 gr Fenchel-Früchte
- 10 gr Kamillen-Blüten
- 10 gr Salbei-Blätter

Alternativ können Sie auch die Erkältungs-Teemischungen als Tinktur ansetzen.

Husten-Tropfen

Wenn man öfter unter Husten leidet, kann man sich Husten-Tropfen zubereiten und in der Hausapotheke vorrätig halten.

Verwenden Sie folgende Kräuter für Husten-Tropfen:

- 15 gr Fenchel-Früchte
- 15 gr Anis-Früchte
- 10 gr Spitzwegerich-Blätter
- 10 gr Thymian-Blätter

Kräuter-Sirup

Ein Sirup ist eine süße Zubereitung aus Heilpflanzen.

Für Kinder hat Sirup den großen Vorteil, dass er gut schmeckt und daher gerne eingenommen wird. Bei Erkältung, insbesondere bei Husten, hat ein Sirup auch den Vorteil, dass er reizlindernd und schleimlösend auf die gereizten Schleimhäute wirkt.

Man kann einen Sirup wahlweise mit Zucker oder mit Honig zubereiten. Zucker ist billiger als Honig. Honig hat jedoch eigene Heilwirkungen, weil er Vitamine, Mineralien und Enzyme enthält. Aber Honig ist auch empfindlicher als Zucker und darf nicht stark erhitzt werden.

Achtung! Kein Honig für Babies.

Zucker oder Honig wirken beim Sirup nicht nur geschmacksgebend, sondern sie dienen auch der Konservierung des Sirups.

Sirup-Anwendung

Von einem Sirup nimmt man im Erkrankungsfall normalerweise 3 mal täglich einen Teelöffel bis einen Esslöffel ein.

Der Sirup wird einfach mit dem Löffel eingenommen.

Danach lässt man ihn möglichst langsam durch die Kehle gleiten. So kann sich die Wirkung optimal entfalten.

Spitzwegerich-Sirup

Kräuter-Sirup kann mit zahlreichen verschiedenen Methoden hergestellt werden.

Hier folgt eine einfache, bewährte Methode der Sirupherstellung am Beispiel eines Spitzwegerich-Sirups gegen Husten.

Als Süßungsmittel wird Honig verwendet.

Achtung! Kein Honig für Babies.

Sie brauchen folgende Zutaten für den Spitzwegerich-Sirup:

- 25 gr Spitzwegerich-Blätter
- 500 ml Wasser
- 175 ml Honig

Kräuter-Sirup

So bereiten Sie den Sirup zu:

- Geben Sie Spitzwegerich-Blätter in einem kleinen Kochtopf.
- Gießen Sie das Wasser über die Spitzwegerich-Blätter.
- Bringen Sie das Wasser mit den Spitzwegerich-Blättern zum Kochen.
- Nehmen Sie Wasser und Kräuter vom Herd und lassen Sie den Tee 30 Minuten lang ziehen.
- Filtern Sie die Kräuter-Bestandteile mit einem Sieb ab in einen sauberen kleinen Topf.
- Stellen Sie den starken Spitzwegerich-Tee erneut auf die Herdplatte.
- Bringen Sie den Tee zum Kochen.
- Stellen Sie die Herdplatte auf relativ kleine Hitze, sodass er nur sanft kocht.
- Lassen Sie den Tee bis etwa auf die Hälfte der Flüssigkeitsmenge einkochen.
- Bevor der Honig zugefügt werden kann, muss der eingekochte Spitzwegerich-Tee erst etwas abkühlen, damit die Wirkstoffe des Honigs nicht zerstört werden.
- Lassen Sie den Tee bis auf etwa 40°C abkühlen. Verwenden Sie dazu entweder ein Thermometer oder den kleinen Finger zur Überprüfung der Temperatur (Achtung! Finger nicht verbrühen!).
- Lassen Sie dann den Honig in den gut handwarmen Spitzwegerich-Tee laufen.
- Rühren Sie die Mischung gut um, bis sich der Honig in der warmen Spitzwegerich-Abkochung auflöst.
- Lassen Sie den fertigen Sirup vollständig abkühlen.
- Gießen Sie den Sirup in eine oder mehrere Flaschen.
- Beschriften Sie die Flaschen und bewahren Sie sie kühl und dunkel auf.
- Wenn alles gut funktioniert hat, hält sich der Sirup ein gutes Jahr.
- Falls nicht, sieht man entweder Schimmel oder man riecht unangenehme Gerüche.

Auf die gleiche Weise kann man einen Fenchel-Sirup zubereiten, der gegen Husten und Blähungen helfen kann.

Fotoanleitung: Spitzwegerich-Sirup

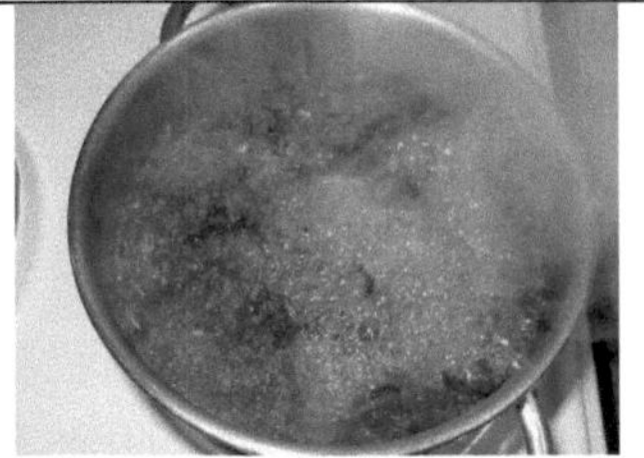	Geben Sie Spitzwegerich-Blätter in einem kleinen Kochtopf. Gießen Sie das Wasser über die Spitzwegerich-Blätter. Bringen Sie das Wasser mit den Spitzwegerich-Blättern zum Kochen. Nehmen Sie Wasser und Kräuter vom Herd und lassen Sie den Tee 30 Minuten lang ziehen.
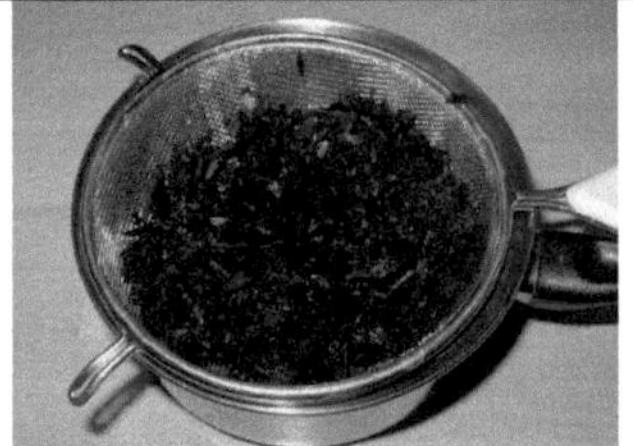	Filtern Sie die Kräuter-Bestandteile mit einem Sieb ab in einen sauberen kleinen Topf.
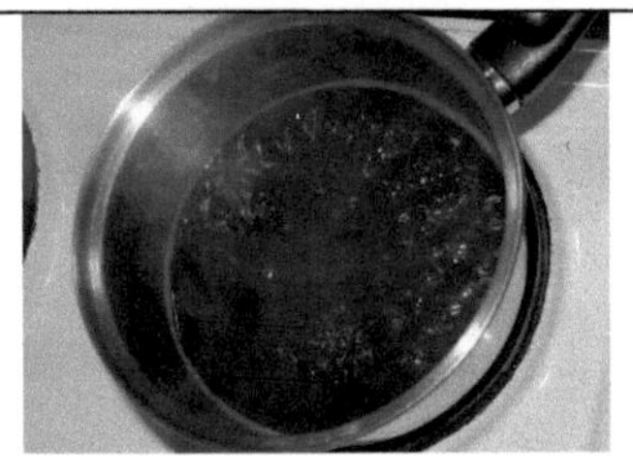	Stellen Sie den starken Spitzwegerich-Tee erneut auf die Herdplatte. Bringen Sie den Tee zum Kochen. Stellen Sie die Herdplatte auf relativ kleine Hitze, sodass er nur sanft kocht. Lassen Sie den Tee bis etwa auf die Hälfte der Flüssigkeitsmenge einkochen.
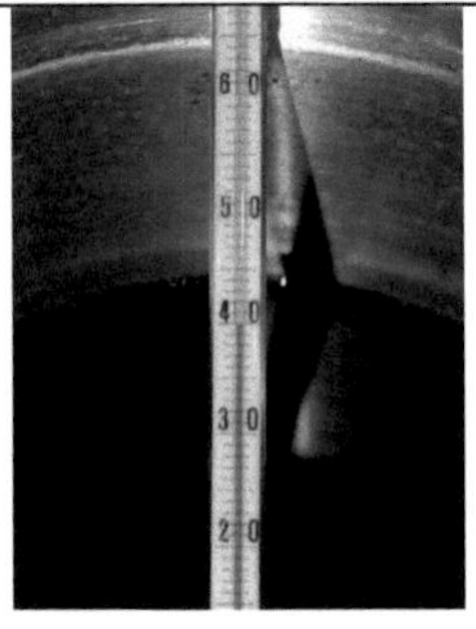	Bevor der Honig zugefügt werden kann, muss der eingekochte Spitzwegerich-Tee erst etwas abkühlen, damit die Wirkstoffe des Honigs nicht zerstört werden. Lassen Sie den Tee bis auf etwa 40°C abkühlen. Verwenden Sie dazu entweder ein Thermometer oder den kleinen Finger zur Überprüfung der Temperatur (Achtung! Finger nicht verbrühen!).

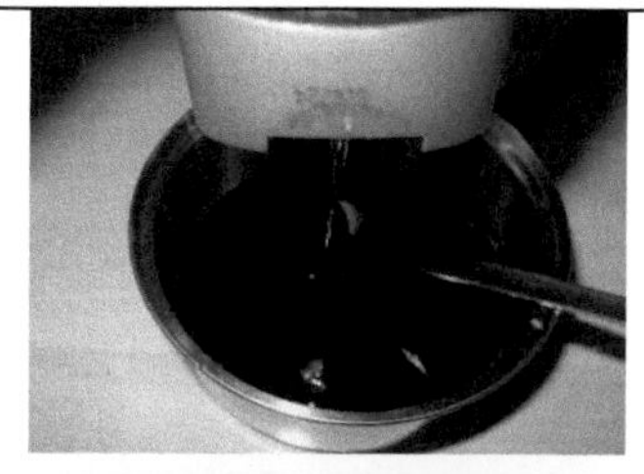	Lassen Sie dann den Honig in den gut handwarmen Spitzwegerich-Tee laufen. Rühren Sie die Mischung gut um, bis sich der Honig in der warmen Spitzwegerich-Abkochung auflöst.
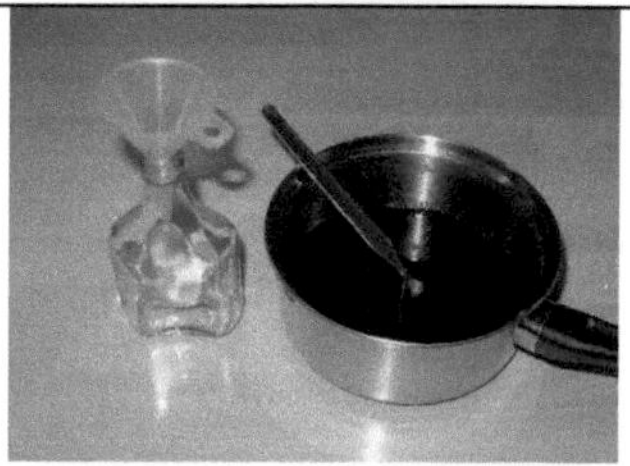	Lassen Sie den fertigen Sirup vollständig abkühlen. Gießen Sie den Sirup in eine oder mehrere Flaschen.
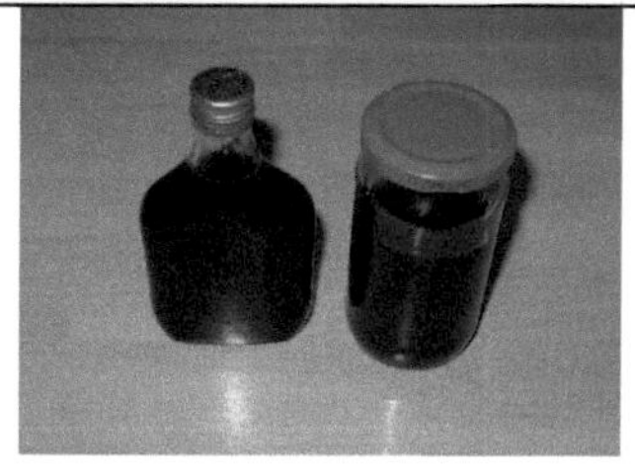	Beschriften Sie die Flaschen und bewahren Sie sie kühl und dunkel auf. Wenn alles gut funktioniert hat, hält sich der Sirup ein gutes Jahr. Falls nicht, sieht man entweder Schimmel oder man riecht unangenehme Gerüche.

Ölauszug - Kräuteröl

Mit Kräutern kann man auch aus Öl einen Auszug herstellen. Als Lösungsmittel für die Kräuterinhaltstoffe wird dabei nicht Alkohol wie bei der Tinktur, sondern Pflanzenöl verwendet. In solch einem Kräuteröl lösen sich vor allem die fettlöslichen Wirkstoffe einer Pflanze, das sind beispielsweise ätherische Öle, Harze und manche Farbstoffe.

Kräuteröle eignen sich zur Einreibung, beispielsweise bei Hautproblemen oder Bewegungsschmerzen, oder um innere Organe von außen durch die Haut zu behandeln.

Mit Ölauszügen kann man auch Salben und Cremes zubereiten. Das erleichtert das Auftragen auf die Haut. Für selbst gemachte Cremes sind Kräuteröle eine wichtige Grundlage.

Frische oder getrocknete Kräuter

Die Frage, ob man frische oder getrocknete Kräuter für die Herstellung eines Ölauszuges verwendet, ist bei den Kräuterölen noch wichtiger als bei der Tinktur- oder Tee-Zubereitung.

Frische Pflanzen mit einem hohen Wasseranteil können nämlich die Verderblichkeit eines Ölauszuges stark fördern, sodass die Freude daran nur sehr kurz währt. Der Ölauszug beginnt leicht zu gären oder zu schimmeln.

Bei frischen Pflanzen, die relativ trocken sind, ist dieses Phänomen jedoch kein Problem. Auch manche Pflanzeninhaltstoffe können die Haltbarkeit eines Ölauszuges unterstützen.

Dies ist offenbar beim Johanniskraut der Fall, denn Johanniskraut-Öl wird prinzipiell aus frischen Johanniskrautblüten hergestellt.

Wenn man einen Ölauszug ansetzen will, sollte man sich die verwendeten Pflanzenteile immer genau betrachten und überlegen, ob sie eventuell zu feucht für einen kalten Ölauszug sein könnten. Im Laufe der Zeit bekommt man ein Gefühl dafür. Im Zweifelsfall kann man mit wasserreichen Pflanzenteilen einen heißen Ölauszug ansetzen.

Wer bei einem kalten Ölauszug auf Nummer Sicher gehen will, verwendet am besten getrocknete Kräuter.

Kalter Ölauszug: Johanniskraut-Öl

Der bekannteste Ölauszug ist das Johanniskraut-Öl. Es eignet sich für Einreibungen bei Hautentzündungen, leichten Verbrennungen, Sonnenbrand und Bewegungsschmerzen aller Art. Vor allem bei Rückenschmerzen wird Johanniskrautöl gerne eingesetzt.

Manche Menschen nehmen das Johanniskrautöl auch löffelweise ein, um die Verdauung zu unterstützen. Das macht jedoch nur Sinn, wenn man die konzentrierte Aufnahme von Fett gut verträgt.

Johanniskrautöl kann man in Apotheken, Kräuterläden und manchen Bioläden fertig kaufen, was bei anderen Ölauszügen nur selten der Fall ist.

Man kann es aber auch selber ansetzen. Das einzig Schwierige daran ist die rechtzeitige Ernte der Blüten, denn sie müssen ganz frisch sein.

Sie brauchen folgende Zutaten für das Johanniskraut-Öl:

- Genug Johanniskraut-Blüten, um damit ein Glas zu füllen
- Gutes Pflanzenöl, am besten Olivenöl, um das Glas voll zu gießen.

So stellen Sie das Johanniskrautöl her:

- Sammeln Sie die Johanniskrautblüten an einem sonnigen Tag Ende Juni bis Ende Juli. Warten Sie morgens ab, bis der Tau getrocknet ist, dann können Sie sammeln.
- Füllen Sie ein Glas Ihrer Wahl mit den Johanniskrautblüten.
- Gießen Sie gutes Pflanzenöl über die Blüten, bis sie vollständig bedeckt sind.
- Verschließen Sie das Glas.
- Stellen Sie das Glas an einen warmen, sonnigen Platz.
- Lassen Sie das Johanniskraut-Öl etwa 6 Wochen lang ziehen.
- Innerhalb weniger Tage färbt sich das Öl tiefrot. Mit fortschreitender Zeit wird die rote Farbe immer tiefer und intensiver.
- Filtern Sie das Johanniskrautöl nach etwa 6 Wochen durch einen Kaffee-Filter oder einen Teefilter. Bei einem Kaffeefilter kann sich dieser Vorgang einige Zeit hinziehen.
- Gießen Sie das Johanniskrautöl in eine dunkle Flasche.
- Beschriften Sie die Flasche und bewahren Sie das Johanniskrautöl kühl und dunkel auf.

Wenn die Blüten trocken genug waren, zwar frisch aber ohne Tau und Regen, dann hält sich das Johanniskrautöl meistens ein gutes Jahr.

Fotoanleitung: Johanniskraut-Öl

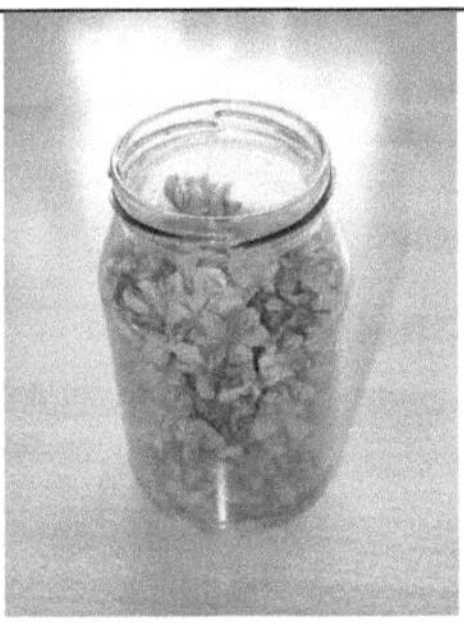	Sammeln Sie die Johanniskrautblüten an einem sonnigen Tag Ende Juni bis Ende Juli. Warten Sie morgens ab, bis der Tau getrocknet ist, dann können Sie sammeln. Füllen Sie ein Glas Ihrer Wahl mit den Johanniskrautblüten.
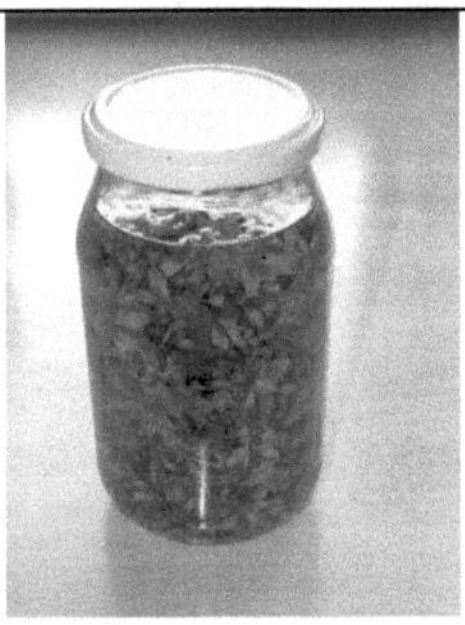	Gießen Sie gutes Pflanzenöl über die Blüten, bis sie vollständig bedeckt sind. Verschließen Sie das Glas. Stellen Sie das Glas an einen warmen, sonnigen Platz.
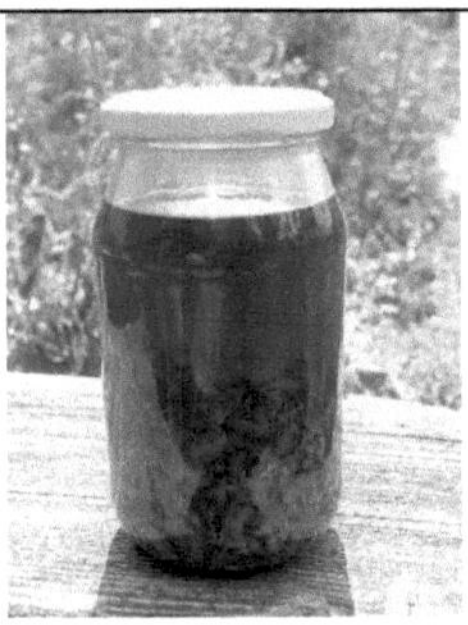	Lassen Sie das Johanniskraut-Öl etwa 6 Wochen lang ziehen. Innerhalb weniger Tage färbt sich das Öl tiefrot. Mit fortschreitender Zeit wird die rote Farbe immer tiefer und intensiver.
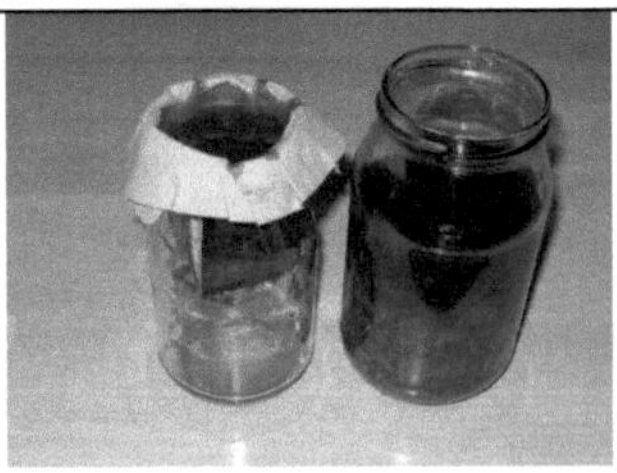	Filtern Sie das Johanniskrautöl nach etwa 6 Wochen durch einen Kaffee-Filter oder einen Teefilter. Bei einem Kaffeefilter kann sich dieser Vorgang einige Zeit hinziehen.

<table>
<tr><td>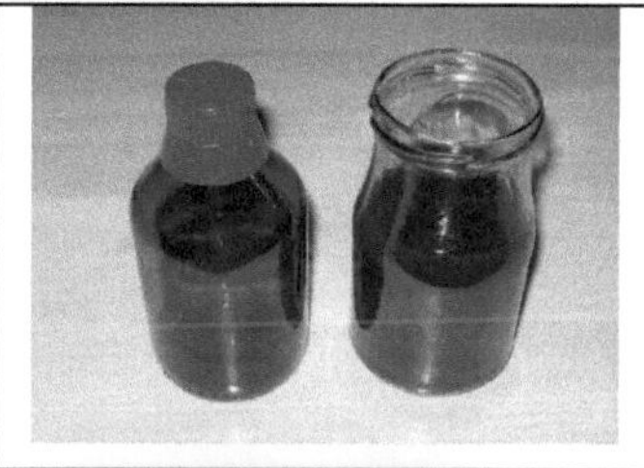</td><td>Gießen Sie das Johanniskrautöl in eine dunkle Flasche.</td></tr>
<tr><td>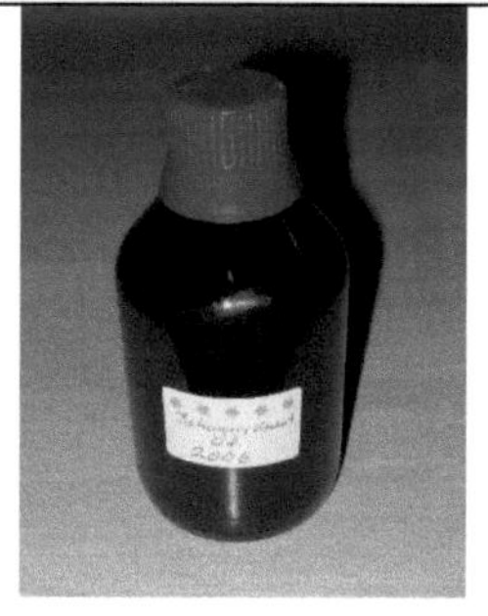</td><td>Beschriften Sie die Flasche und bewahren Sie das Johanniskrautöl kühl und dunkel auf.</td></tr>
</table>

Heißer Ölauszug

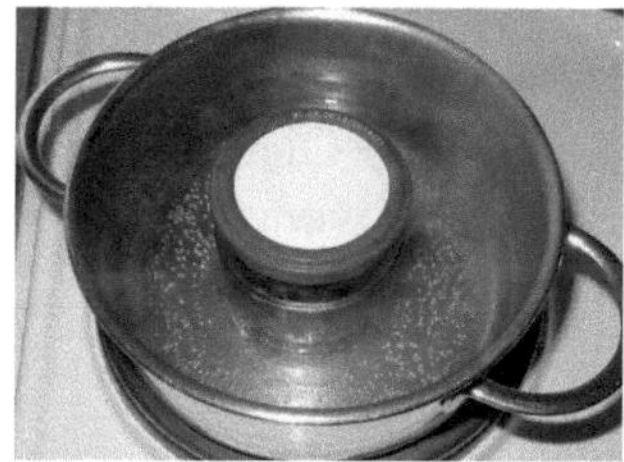

Wenn Sie Pflanzenteile mit einem hohen Wasseranteil haben, können Sie einen heißen Ölauszug zubereiten.

Dazu eignen sich beispielsweise Wurzeln oder Blätter von Heilpflanzen.

So stellen Sie einen heißen Ölauszug her:

- Füllen Sie Pflanzenteile und Öl in ein Glas, wie beim kalten Ölauszug. Verschließen Sie das Glas.
- Stellen Sie es jetzt in ein heißes Wasserbad.
- Belassen Sie das Glas mit dem Ölauszug etwa 30 bis 60 Minuten im Wasserbad.
- Stellen Sie es anschließend für 2 bis 3 Tage an einen warmen Platz. In dieser Zeit kann das Kräuteröl noch nachziehen.
- Filtern Sie es nach 2 bis 3 Tagen ab.
- Füllen Sie es in eine dunkle Flasche, die Sie beschriften.

Ätherische Öle - Aromatherapie

Die ätherischen Öle sind einerseits wichtige Wirkstoffe in vielen Heilpflanzen (siehe Seite 76). Andererseits werden die ätherischen Öle als eigenständige Therapieform eingesetzt, der Aromatherapie.

Man kann sie in kleinen Flaschen kaufen. Es handelt sich um klare Flüssigkeiten, die farblos bis bräunlich sind. Sie duften stark. Beim Erhitzen verflüchtigen sie sich meistens vollständig, weshalb sie als ätherisch bezeichnet werden.

Bei der Aromatherapie unterscheiden sich die Einsatzgebiete der Heilpflanzen teilweise von den Einsatzgebieten der ganzen Pflanzen.

Weil der Geruchssinn der älteste Sinn der Menschen ist, geht seine Wirkung, am Verstand vorbei, direkt auf die Gefühlsebene. Daher kann die Behandlung mit ätherischen Ölen nicht nur auf den Körper, sondern auch auf die Seele wirken.

Anwendung ätherischer Öle

Der Haupteinsatzzweck von ätherischen Ölen ist äußerlich, beispielsweise gemischt mit Pflanzenöl oder in Salben oder in Duftlampen zu Raumbeduftung.

Innerlich sollte man ätherische Öle nur bei ausgezeichneter Qualität des Öls und in kleinen Dosierungen anwenden. Und auch nur, wenn das jeweilige ätherische Öl ausdrücklich für die innerliche Anwendung geeignet ist.

Achtung!

Ätherische Öle können unerwünschte Nebenwirkungen haben, vor allem, wenn man sie in intensiver Dosis anwendet.

Babies und kleine Kinder sollten nicht mit ätherischen Ölen behandelt werden, denn sie könnten einen Stimmritzenkrampf, epileptische Anfälle, Leberschäden oder Hautreizungen erleiden.

Auch Menschen mit einer Neigung zu Epilepsie sollten mit ätherischen Ölen sehr vorsichtig sein oder sie sicherheitshalber gar nicht anwenden.

Wenn man zu Allergien neigt, sollte man erst seine Verträglichkeit der verwendeten ätherischen Öle in kleinsten Mengen testen, bevor man ätherische Öle verwendet.

Wichtige ätherische Öle

Hier finden Sie einige ätherische Öle und ihre körperliche und seelische Wirkung.

Außer ätherischen Ölen von den Heilpflanzen dieses Buches, finden Sie noch einige weitere ätherische Öle.

Angelika

- körperlich: abwehrsteigernd, antiseptisch, blutreinigend, durchblutungsfördernd, verdauungsfördernd und entblähend
- seelisch: aufbauend, stabilisierend und beruhigend

Anis

- körperlich: herzstärkend, krampflösend, schleimlösend
- seelisch: anregend

Bergamotte

- körperlich: antiseptisch, antiviral, fiebersenkend, krampflösend
- seelisch: antidepressiv, entspannend, angstlösend

Cajeput

- körperlich: antiseptisch, muskelentspannend, schleimlösend, schmerzlindernd
- seelisch: nervenstärkend

Eukalyptus

- körperlich: antiseptisch, desinfizierend, fiebersenkend, schleimlösend
- seelisch: konzentrationsfördernd

Fenchel

- körperlich: beruhigend, harntreibend, krampflösend, schleimlösend
- seelisch: entspannend

Geranie

- körperlich: antientzündlich, hautpflegend, wundheilend
- seelisch: stimmungsaufhellend, ausgleichend

Ingwer

- körperlich: erwärmend, krampflösend
- seelisch: anregend

Kamille

- körperlich: schmerzlindernd, antiseptisch, entzündungshemmend, krampflösend, wundheilend
- seelisch: entspannend, beruhigend

Lavendel

- körperlich: antiseptisch, schmerzlindernd, durchblutungsfördernd, wundheilend, krampflösend, hautpflegend
- seelisch: ausgleichend, beruhigend, schlaffördernd, erfrischend

Melisse

- körperlich: blutdrucksenkend, entkrampfend, antibakteriell, antiviral
- seelisch: ausgleichend stärkend

Muskatellersalbei

- körperlich: entkrampfend, menstruationsfördernd
- seelisch: aphrodisierend, entspannend, anregend

Myrte

- körperlich: antiseptisch, schleimlösend
- seelisch: klärend, reinigend

Pfefferminze

- körperlich: antiseptisch, durchblutungsfördernd, entzündungshemmend, kühlend, krampflösend, entblähend, gegen Übelkeit
- seelisch: anregend, erfrischend

Rose

- körperlich: antiseptisch, beruhigend, entkrampfend, wundheilend
- seelisch: ausgleichend, harmonisierend

Rosmarin

- körperlich: anregend, durchblutungsfördernd, menstruationsfördernd
- seelisch: ausgleichend, bewusstseinsstärkend

Salbei

- körperlich: antibakteriell, krampflösend, schweißhemmend
- seelisch: belebend

Sandelholz

- körperlich: antiseptisch, erwärmend, hautpflegend, krampflösend
- seelisch: aphrodisierend, beruhigend, harmonisierend, schlaffördernd

Schafgarbe

- körperlich: antibakteriell, beruhigend, hautpflegend, krampflösend
- seelisch: entspannend

Teebaum

- körperlich: antibakteriell, antiviral, antimykotisch, entzündungshemmend, kühlend, schmerzlindernd
- seelisch: ausgleichend

Thymian

- körperlich: antimykotisch, antiseptisch, schleimlösend
- seelisch: gedächtnisstärkend, konzentrationsfördernd

Wacholder

- körperlich: harntreibend, krampflösend, schmerzstillend
- seelisch: ausgleichend, stärkend

Zimt

- körperlich: blutreinigend, blutstillend, krampflösend, wärmend
- seelisch: belebend, entspannend, inspirierend

Zitrone

- körperlich: entzündungshemmend, fiebersenkend, herzstärkend
- seelisch: konzentrationsfördernd, stimmungsaufhellend

Salben - selber machen

Salben sind streichfähige Zubereitungen aus Ölen, Fetten und fettlöslichen Substanzen. Man kann damit die Haut einreiben, beispielsweise gegen Hauterkrankungen oder Schmerzen im Bewegungsapparat.

Im Volksmund spricht man häufig von Salbe, wenn man eigentlich eine feste Creme meint, also eine Zubereitung, die auch wässrige Bestandteile enthält. Eine Salbe im engeren Sinne enthält jedoch ausschließlich fettlösliche Bestandteile.

Es ist ziemlich einfach, selber Salben mit Kräuter-Wirkstoffen herzustellen. Man braucht nur wenige Werkzeuge und Zutaten dafür. Für den Anfang reicht als Werkzeug ein flacher Topf, ein hitzefestes Marmeladenglas und ein Löffel mit glattem Stiel. Zum Abfüllen der Salbe brauchen Sie einen Salbentiegel oder ein anderes kleines Glas.

Als Zutaten brauchen Sie ein gutes Pflanzenöl oder einen Kräuter-Ölauszug und etwas Bienenwachs. Ergänzend kann man noch Lanolin, Sheabutter, Kakaobutter und ätherische Öle in Salben einarbeiten. Bienenwachs und die anderen Zutaten kann man in Apotheken bestellen, in manchen Kräuterläden kaufen oder in speziellen Shops für Kosmetik-Rohstoffe bestellen.

Salben-Grundrezept

Mit folgendem Grundrezept können Sie eine einfache Salbe herstellen.

Sie brauchen folgende Zutaten für gut 50 ml Salbe:

- 50 ml Pflanzenöl oder Kräuter-Ölauszug
- 3 - 4 gr Bienenwachs

Ergänzend kann man die Salbe mit folgenden Zutaten anreichern:

- 4 gr Lanolin, Kakaobutter oder Sheabutter. Die Bienenwachsmenge kann um die Hälfte reduziert werden.
- 10 - 50 Tropfen ätherisches Öl nach Wahl

Durch die ergänzenden Konsistenzgeber wie z.B. Lanolin wird die Salbe geschmeidiger. Die ätherischen Öle sorgen für Duft und zusätzliche Wirkungen.

So stellen Sie die Salbe her:

- Wiegen und messen Sie die Zutaten ab.
- Geben Sie alle Zutaten in ein hitzefestes Glas.
- Stellen Sie das Glas in ein heißes Wasserbad.
- Warten Sie ab, bis die festen Bestandteile, vor allem das Bienenwachs, geschmolzen sind.
- Ob die Salbe später die gewünschte Konsistenz haben wird, können Sie mit einem Tropfentest auf einen kalten Teller überprüfen. Tropfen Sie eine kleine Menge der künftigen Salbe auf den Teller. Warten Sie ein paar Minuten ab, bis sich die Salbenprobe verfestigt. Überprüfen Sie die Konsistenz.
- Auf Wunsch können Sie noch mehr Bienenwachs oder Öl zu der Salbe hinzufügen, je nachdem, ob sie fester oder dünner werden soll.
- Wenn Sie mit der Konsistenz zufrieden sind, können Sie die flüssige Salbe in eine Salbendose abfüllen.
- Falls Sie ätherische Öle hinzufügen wollen, können Sie das tun, wenn die Salbe schon etwas abgekühlt ist aber noch bevor die Salbe fest wird. Rühren Sie die ätherischen Öle gut unter.
- Warten Sie ab, bis die Salbe fest wird. Das kann ein paar Stunden dauern.
- Verschließen Sie die Salbendose.
- Beschriften Sie die Salbendose mit Inhalt und Datum.

Fotoanleitung: Salbe herstellen

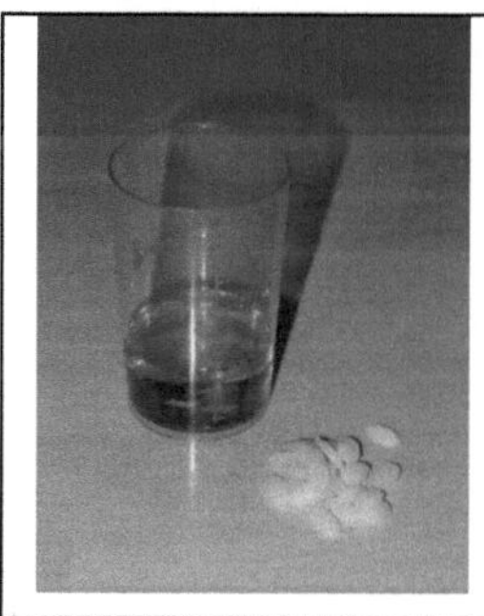	Wiegen und messen Sie die Zutaten ab.

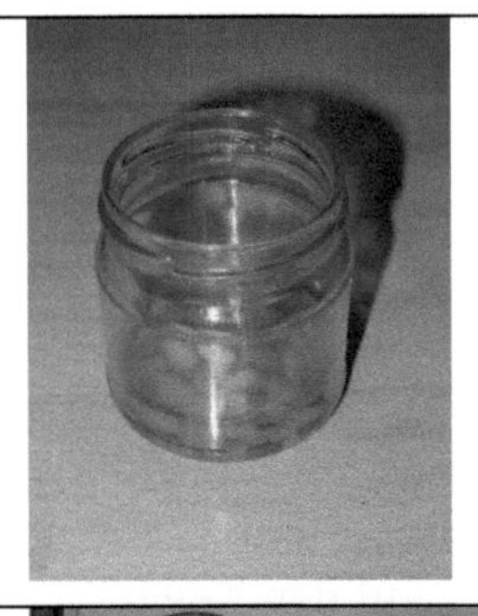	Geben Sie alle Zutaten in ein hitzefestes Glas.
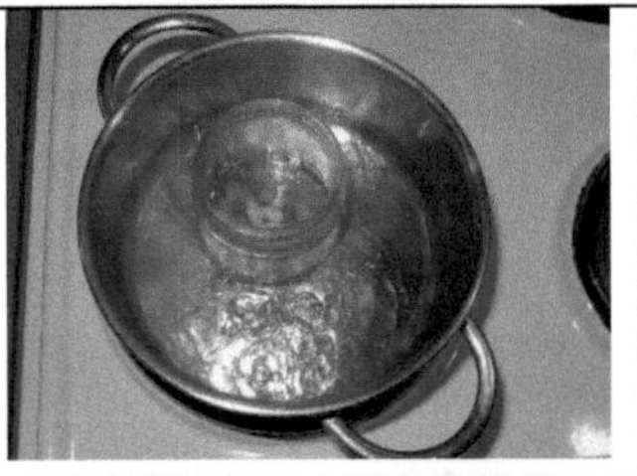	Stellen Sie das Glas in ein heißes Wasserbad.
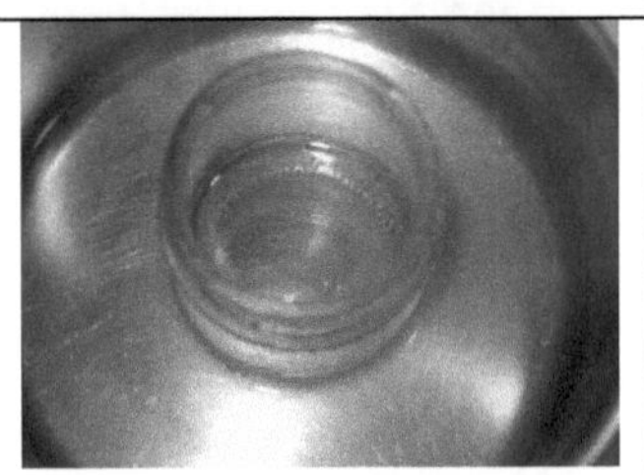	Warten Sie ab, bis die festen Bestandteile, vor allem das Bienenwachs, geschmolzen sind.
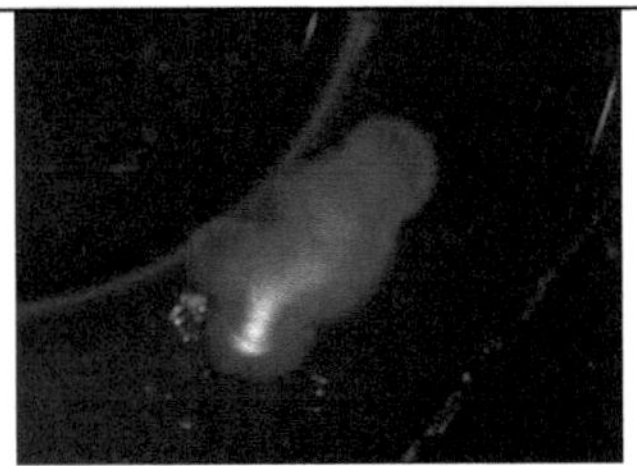	Ob die Salbe später die gewünschte Konsistenz haben wird, können Sie mit einem Tropfentest auf einen kalten Teller überprüfen. Tropfen Sie eine kleine Menge der künftigen Salbe auf den Teller. Warten Sie ein paar Minuten ab, bis sich die Salbenprobe verfestigt. Überprüfen Sie die Konsistenz. Auf Wunsch können Sie noch mehr Bienenwachs oder Öl zu der Salbe hinzufügen, je nachdem, ob sie fester oder dünner werden soll.

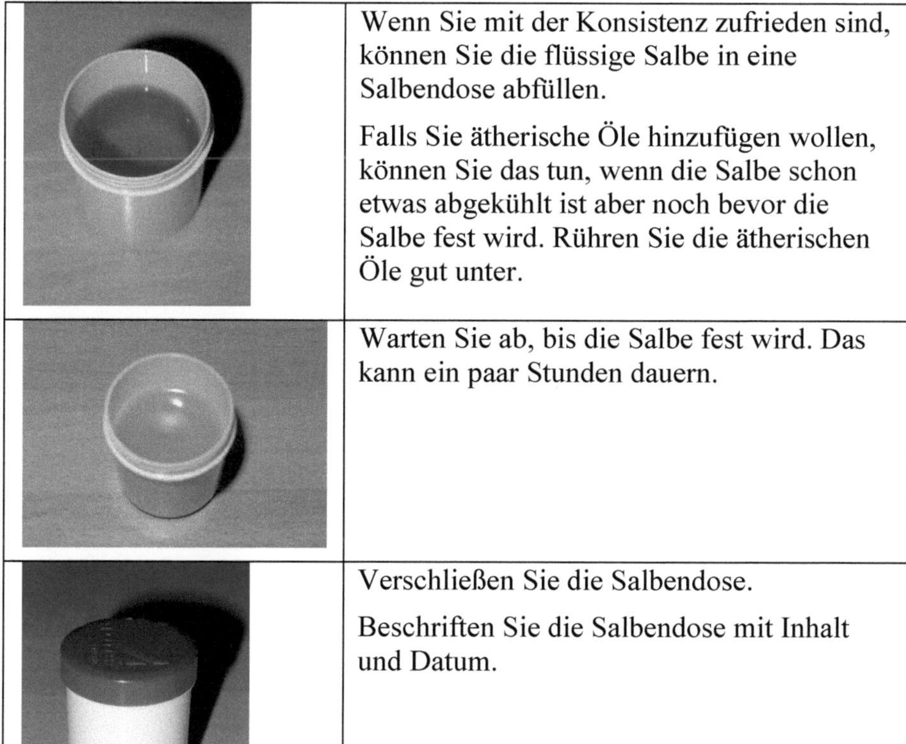

	Wenn Sie mit der Konsistenz zufrieden sind, können Sie die flüssige Salbe in eine Salbendose abfüllen. Falls Sie ätherische Öle hinzufügen wollen, können Sie das tun, wenn die Salbe schon etwas abgekühlt ist aber noch bevor die Salbe fest wird. Rühren Sie die ätherischen Öle gut unter.
	Warten Sie ab, bis die Salbe fest wird. Das kann ein paar Stunden dauern.
	Verschließen Sie die Salbendose. Beschriften Sie die Salbendose mit Inhalt und Datum.

Ringelblumen-Salbe

Eine sehr beliebte und rundum wirksame Salbe ist die Ringelblumensalbe. Mit ihr kann man die Haut bei den meisten Hautproblemen einreiben.

Ringelblumensalbe wirkt entzündungshemmend und wundheilend.

Für eine Ringelblumen-Salbe verwendet man einen heißen Ölauszug aus Ringelblumen-Blüten (siehe Seite 117).

Dazu kommt das Bienenwachs laut Salben-Grundrezept und eventuell Lanolin, Kakaobutter oder Sheabutter. Die Wirkung kann man mit etwas Teebaumöl oder Lavendelöl unterstützen.

Bären-Balsam

Wer ein intensives Mittel zum Einreiben gegen Rückenschmerzen, Verspannungen, Erkältungen und andere Beschwerden haben will, kann sich einen Bären-Balsam zubereiten.

Der Bärenbalsam ist eine Salbe auf der Basis von Johanniskrautöl, die durch viele ätherische Öle sehr intensiv und kräftig wird. Durch die Intensität ist der Bärenbalsam nicht für Kinder und empfindliche Erwachsene geeignet. Für sie eignet sich der sanftere Bärchen-Balsam (Seite 127).

Der Bärenbalsam hat eine durchblutungsfördernde, wärmende, zu Beginn aber auch kühlende Wirkung. Außerdem wirkt er durch die ätherischen Öle antibakteriell, schmerzstillend und krampflösend. Die Atemwege werden befreit.

Man kann den Bärenbalsam in kleinen Mengen auf die Haut auftragen bei:

- Kopfschmerzen (auf Stirn und Schläfen reiben)
- Nervenschmerzen
- Hexenschuss, Ischias, Rückenschmerzen
- Rheumatische Schmerzen
- Muskelverspannungen
- Husten (Brust und Rücken einreiben)

Hier das Rezept für Bären-Balsam:

- 20 ml Johanniskrautöl
- 3 gr Bienenwachs
- 2 gr Lanolin

Ätherische Öle:

- 20 Tr Minzöl
- 20 Tr Lavendelöl
- 20 Tr Rosmarinöl
- 20 Tr Salbeiöl
- 20 Tr Thymianöl
- 20 Tr Wacholderöl

Stellen Sie den Bären-Balsam nach der Anleitung für die Salbe her.

Durch das Johanniskrautöl wird der Bärenbalsam leuchtend rot.

Bärchen-Balsam

Der Bärchen-Balsam ist die sanfte Variante des Bärenbalsams, geeignet für Kinder und relativ Zartbesaitete. Für Säuglinge, Kleinkinder und besonders empfindliche größere Menschen, die ätherische Öle nicht vertragen, ist auch dieser Bärchen-Balsam noch zu kräftig.

Wie der Bärenbalsam ist auch der Bärchen-Balsam eine Salbe auf Johanniskrautöl-Basis mit hinzugefügten ätherischen Ölen. Allerdings werden deutlich weniger ätherische Öle verwendet.

Bärchen-Balsam wirkt beruhigend, krampflösend, antibakteriell und schmerzlindernd.

Man kann den Bärchen-Balsam in kleinen Mengen auf die Haut auftragen bei:

- Husten (auf Brust und Rücken einreiben)
- Blähungen
- Kopfschmerzen (auf Stirn und Schläfen reiben)
- Leichten Sportverletzungen
- Muskelverspannungen
- Nervenschmerzen
- Ischias, Hexenschuss, Rückenschmerzen
- Rheumatische Schmerzen

Hier das Rezept für den Bärchen-Balsam:

- 15 ml Johanniskrautöl
- 15 ml Lavendel-Ölauszug
- 2 gr Bienenwachs
- 2 gr Lanolin

Ätherische Öle:

- 5 Tr ätherisches Lavendel-Öl
- 5 Tr ätherisches Fichtennadel-Öl

Stellen Sie den Bärchen-Balsam nach der Anleitung für die Salbe her.

Durch die Verwendung von Johanniskrautöl und Lavendel-Ölauszug wird der Bärchen-Balsam rosa.

Cremes - selber machen

Eine Creme ist eine streichfähige Zubereitung aus fettlöslichen und wasserlöslichen Zutaten.

Cremes können wegen des wasserlöslichen Anteils im Allgemeinen besser in die Haut einziehen als reine Fett-Salben.

Emulgatoren - Lanolin

Damit Fett und Wasser miteinander eine dauerhafte Verbindung eingehen, braucht man einen Emulgator.

In der Natur gibt es zahlreiche Emulgatoren, beispielsweise in der Milch, um das Milchfett und das Wasser der Milch zu verbinden.

Ein weiterer natürlicher Emulgator ist das Wollwachs, auch Lanolin genannt, das in der unbehandelten Schafwolle enthalten ist. Lanolin kann in seiner reinen Form, als Lanolin anhydrid (= ohne Wasser), eine Menge Wasser binden und mit fettlöslichen Substanzen verbinden. Eine Creme mit Lanolin als Emulgator wird relativ zäh und salbenartig, also genau richtig für die meisten medizinischen Anwendungen.

Lanolin anhydrid kann man in der Apotheke bestellen, in manchen Kräuterläden kaufen oder in Online-Shops für Kosmetik-Rohstoffe bestellen. In solchen Online-Shops gibt es noch jede Menge andere Emulgatoren, die teilweise Cremes mit völlig anderer Konsistenz ermöglichen, z.B. für Gesichtscremes. Rezepte, die mit dem einen Emulgator funktionieren, funktionieren meistens nicht mit anderen Emulgatoren. Man braucht also für jeden Emulgator unterschiedliche Rezepte.

Hier in diesem Buch beschränken wir uns auf ein Creme-Grundrezept mit Lanolin als Emulgator, weil es für Heilzwecke ausreichend ist. Man kann das Rezept mit zahlreichen verschiedenen Zutaten, z.B. Ölauszüge, Tinkturen und ätherische Öle vielfältig variieren.

Weitere Zutaten für selbstgemachte Cremes

Außer dem Emulgator braucht man die gleichen Zutaten wie bei einer Salbe, also Öl und Bienenwachs, eventuell Kakaobutter oder Sheabutter und auf Wunsch ätherische Öle. Ätherische Öle wirken nicht nur medizinisch, sie konservieren die Creme auch ein wenig.

Als sogenannte Wasserphase kann man wahlweise oder gemischt folgende Zutaten verwenden: Wasser, Hydrolate (z.B. Rosenwasser), Tinkturen oder Kräutertee.

Bei der Verwendung von Kräutertee muss man sehr hygienisch arbeiten, denn solche Cremes neigen zu frühzeitigem Schimmel.

Cremes mit einem hohen Tinkturanteil haben meistens eine starke Wirkung und halten sich auch recht lange, weil der Alkohol in der Tinktur natürlich konservierend wirkt. Solche Cremes können im günstigen Fall über ein Jahr lang halten. Andere Cremes werden manchmal schon nach zwei Wochen schlecht und beginnen beispielsweise zu schimmeln.

Creme-Grundrezept

Für etwa 50 ml Creme brauchen Sie folgende Zutaten:

- 30 ml Kräuter-Ölauszug oder Pflanzenöl
- 4 gr Bienenwachs
- 15 gr Lanolin anhydrid
- 30 ml Wasser (Destilliertes Wasser oder Mineralwasser)

Das Wasser kann teilweise oder vollständig durch eine Tinktur oder ein Hydrolat (z.B. Rosenwasser) ersetzen.

Ergänzend kann man ätherische Öle nach Wunsch hinzufügen. Dadurch duftet die Creme und hat zusätzliche Wirkungen. Sie hält auch länger. Ätherische Öle werden erst am Schluss zur Creme hinzugefügt.

Mit etwas Sheabutter und Kakaobutter anstelle des Bienenwachses kann man die Konsistenz der Creme noch geschmeidiger machen.

So stellen Sie eine Creme her:

- Wiegen Sie alle Zutaten ab und stellen Sie sie bereit.
- Geben Sie alle fettlöslichen Zutaten in ein Glas (Öl, Bienenwachs, Lanolin) und alle wasserlöslichen Zutaten in ein weiteres Glas.
- Stellen Sie beide Gläser in ein heißes Wasserbad.
- Warten Sie ab, bis die festen Bestandteile in der Fettphase geschmolzen sind.
- Nehmen Sie beide Gläser aus dem Wasserglas.
- Gießen Sie die Wasserphase unter ständigem Rühren in die Fettphase.
- Rühren Sie ununterbrochen weiter um.

- Die Creme wird zunächst undurchsichtig und allmählich immer dicker.
- Sobald die Creme auf Handwärme abgekühlt ist, können Sie die ätherischen Öle hinzugeben. Tropfen Sie die ätherischen Öle unter ständigem Rühren in die Creme.
- Füllen Sie die Creme anschließend in eine Cremedose.
- Beschriften Sie die Cremedose mit Inhalt und Datum.
- Bewahren Sie die Creme kühl auf.

Fotoanleitung: Creme

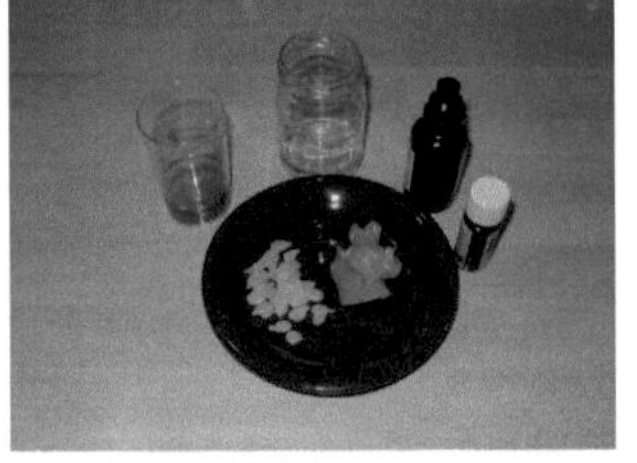	Wiegen Sie alle Zutaten ab und stellen Sie sie bereit.
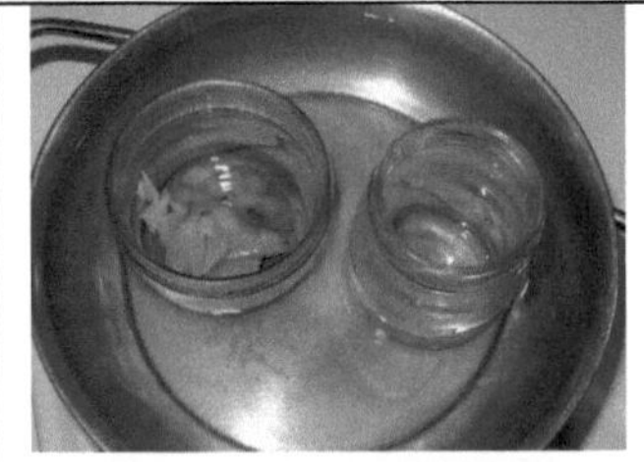	Geben Sie alle fettlöslichen Zutaten in ein Glas (Öl, Bienenwachs, Lanolin) und alle wasserlöslichen Zutaten in ein weiteres Glas. Stellen Sie beide Gläser in ein heißes Wasserbad.
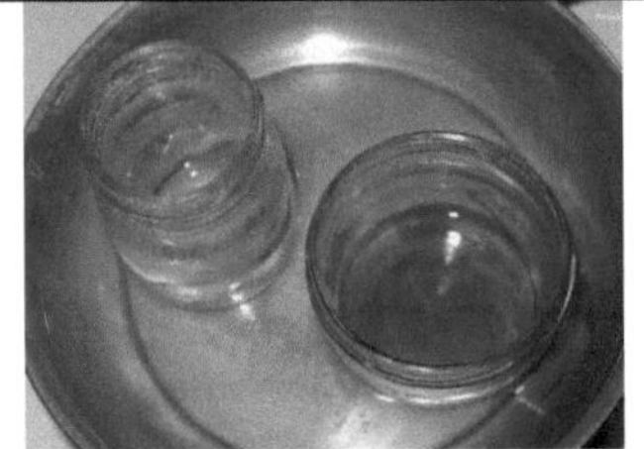	Warten Sie ab, bis die festen Bestandteile in der Fettphase geschmolzen sind. Nehmen Sie beide Gläser aus dem Wasserglas.
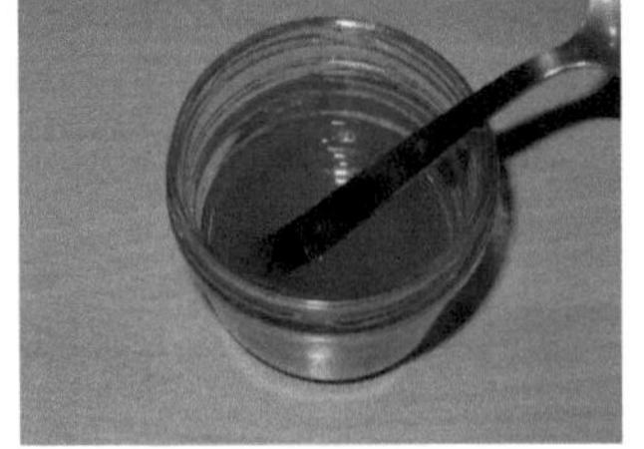	Gießen Sie die Wasserphase unter ständigem Rühren in die Fettphase.

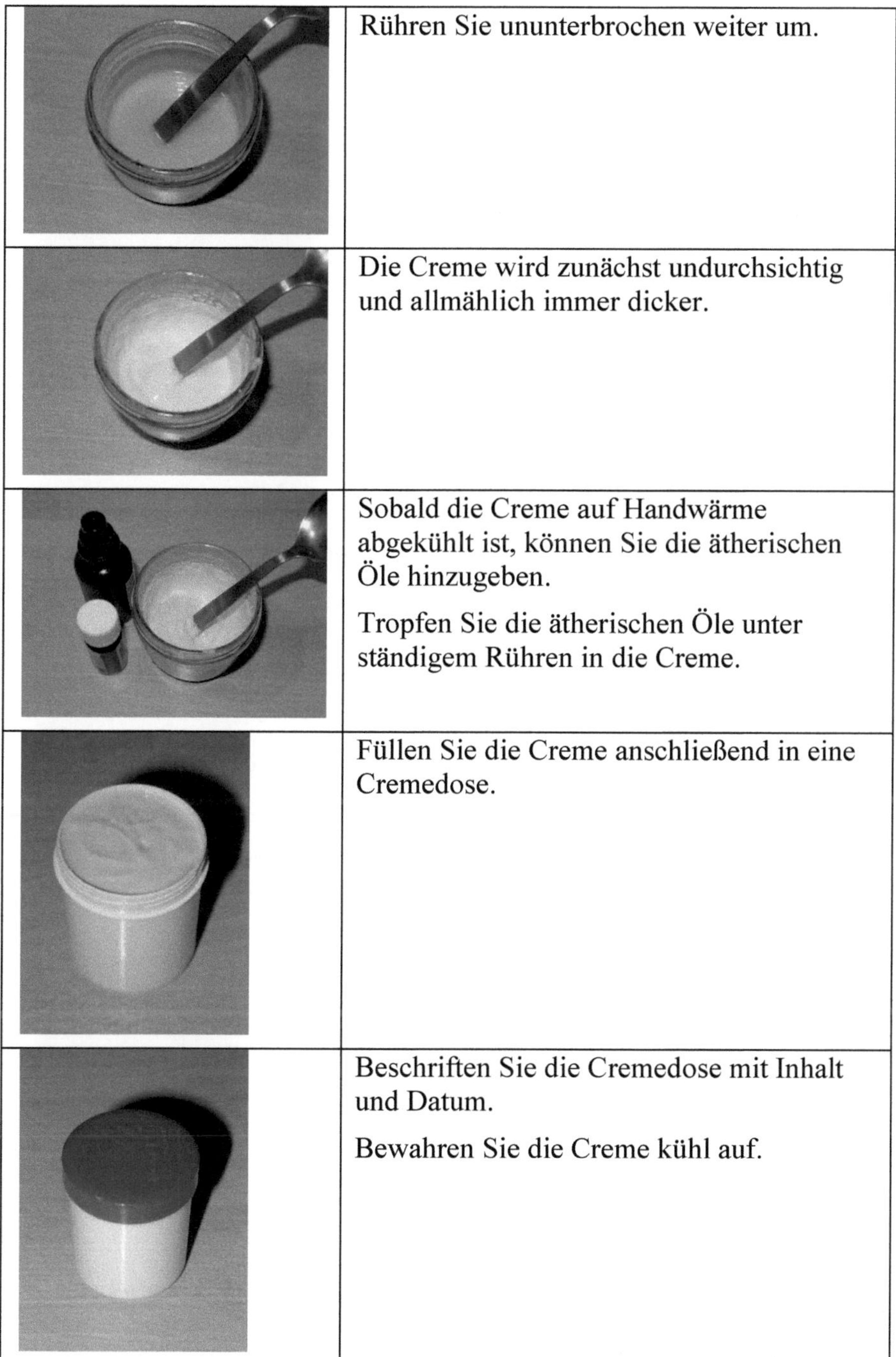

	Rühren Sie ununterbrochen weiter um.
	Die Creme wird zunächst undurchsichtig und allmählich immer dicker.
	Sobald die Creme auf Handwärme abgekühlt ist, können Sie die ätherischen Öle hinzugeben. Tropfen Sie die ätherischen Öle unter ständigem Rühren in die Creme.
	Füllen Sie die Creme anschließend in eine Cremedose.
	Beschriften Sie die Cremedose mit Inhalt und Datum. Bewahren Sie die Creme kühl auf.

Kamillen-Creme als Allzweck-Creme

Das nachfolgende Rezept für eine Kamillencreme kann man als Allround-Creme für die meisten alltäglichen Hautprobleme und kleinen, nicht offenen Wunden nutzen.

Die Creme wirkt entzündungshemmend, leicht antibiotisch und fördert die Wundheilung.

Sie brauchen folgende Zutaten:

- 30 ml Kamillen-Ölauszug oder Olivenöl
- 4 gr Bienenwachs
- 15 gr Lanolin anhydrid
- 30 ml Kamillen-Tinktur
- 20 Tropfen ätherisches Teebaum-Öl
- evtl. 10 Tropfen ätherisches Kamillen-Öl (teuer)

Stellen Sie die Creme her, wie beim Creme-Grundrezept beschrieben.

Anstelle von Kamillen-Auszügen können Sie auch Auszüge der Ringelblume verwenden, also Ringelblumen-Ölauszug und Ringelblumen-Tinktur. Die entstehende Creme können Sie auch als Allround-Creme verwenden.

Muskelentspannungs-Creme mit Minze und Johanniskraut

Die folgende Creme können Sie bei Muskelverspannungen, Verstauchungen, Gelenkschmerzen und Rückenschmerzen anwenden. Sie fördert die Durchblutung, wirkt entkrampfend und schmerzstillend.

Sie brauchen folgende Zutaten:

- 15 ml Johanniskraut-Öl
- 15 ml Pfefferminze-Ölauszug
- 4 gr Bienenwachs
- 15 gr Lanolin anhydrid
- 15 ml Johanniskraut-Tinktur
- 15 ml Pfefferminz-Tinktur
- 30-50 Tropfen ätherisches Minz-Öl

Stellen Sie die Creme her, wie beim Creme-Grundrezept beschrieben.

Rosskastanien-Wacholder-Creme gegen Krampfadern

Mit der folgenden Creme können Sie Krampfadern und geschwollene Beine behandeln. Die Creme stärkt die Venen und verhindert, dass sich Gewebswasser in den Beinen ansammelt und Ödeme bildet. Die Beine und Füße werden wieder leichter und der Schmerz lässt nach.

Sie brauchen folgende Zutaten:

- 30 ml Wacholderbeeren-Ölauszug
- 4 gr Bienenwachs
- 15 gr Lanolin anhydrid
- 30 ml Rosskastanien-Tinktur
- 20 Tropfen ätherisches Wacholder-Öl
- 20 Tropfen ätherisches Zypressen-Öl

Stellen Sie die Creme her, wie beim Creme-Grundrezept beschrieben.

Neurodermitis-Creme

Das folgende Creme-Rezept eignet sich zur Behandlung akut entzündeter Hautstellen bei Neurodermitis. Die Creme wirkt entzündungshemmend, antibakteriell und juckreizlindernd.

Achtung! Da die Haut von Neurodermitis-Patienten sehr unterschiedlich reagiert, sollte man die Creme zunächst an einer kleinen Stelle ausprobieren, bevor man sie großflächig anwendet. Manche der Betroffenen vertragen möglicherweise die ätherischen Öle nicht. Die kann man in diesem Fall weglassen.

Sie brauchen folgende Zutaten:

- 30 ml Lavendel-Ölauszug oder Jojoba-Öl oder Olivenöl
- 10 gr Sheabutter
- 15 gr Lanolin anhydrid
- 20 ml Wasser oder Lavendelwasser oder Rosenwasser
- 10 ml Lavendel-Tinktur
- 10 Tropfen ätherisches Teebaum-Öl
- 10 Tropfen ätherisches Lavendel-Öl

Stellen Sie die Creme her, wie beim Creme-Grundrezept beschrieben.

Tabletten, Kapseln und Dragees

Heilpflanzen kann man nicht nur als Tee, Tinktur, Sirup und Salbe anwenden, sondern auch als Fertigpräparat.

Solche Fertigpräparate kann man in Apotheken oder auch im Handel kaufen. Im Allgemeinen sind Apotheken-Präparate stärker und werden strenger kontrolliert als Präparate im freien Handel. Manche Heilpflanzen dürfen aus gesetzlichen Gründen nur von Apotheken in hoher Dosis angeboten werden, beispielsweise das Johanniskraut.

Viele Kräuter-Präparate werden in Tablettenform angeboten. Solche Kräutertabletten sind sehr beliebt, weil die Einnahme bequem ist.

Man muss nicht extra einen Tee kochen und auch keine alkoholhaltige Tinktur einnehmen.

Die Dosierung der Kräuter-Tabletten ist normalerweise eindeutig, man erfährt sie in der Packungsbeilage.

Kräuter-Tabletten sind auch bequem, wenn man unterwegs ist, denn man kann sie platzsparend mitnehmen.

Nur manchmal erhält man die Kräuterpräparate als klassische Tabletten. Bei Tabletten wird Kräuterpulver oder Kräuterextrakte zu einer Tablettenform zusammengepresst. In der indischen oder chinesischen Medizin sind solche Tabletten aus gepressten Pflanzenteilen sehr verbreitet.

In der mitteleuropäischen Medizin sind Kapseln oder Dragees verbreiteter.

Bei aus zwei Hälften zusammengesetzten Kapseln wird meistens Heilpflanzen-Pulver eingefüllt. Bei Gelatine-Kapseln werden häufig ölige Auszüge aus Heilpflanzen verwendet. Da Kapseln meistens relativ groß sind, sind sie für manche Menschen schwer zu schlucken. Einige große Schlucke Wasser können beim Herunterschlucken helfen.

Dragees enthalten Kräuterextrakte und sind mit einer meist süßen, glatten Schicht überzogen. Diese Schicht erleichtert das Herunterschlucken und verbessert den Geschmack der Dragees.

Die Wirkung von Tabletten, Kapseln und Dragees ist meistens vergleichbar gut. Es kommt weniger auf die Darreichungsform an als auf die Menge der enthaltenen Kräuter. Weil die Kräuter häufig als konzentrierter Extrakt in den Präparaten eingearbeitet werden, ist der Mengenvergleich nicht immer ganz einfach.

Ernte der Heilpflanzen

Wenn man Pflanzen selber sammeln und zubereiten will, muss man einige Grundregeln beachten. Es ist wichtig, die Natur zu schützen und darauf zu achten, dass man nur einwandfreie Pflanzen erntet.

Die gesammelten Pflanzen muss man sorgfältig verarbeiten, damit die Heilwirkung gut ist.

Bei der Heilpflanzenernte macht es gewisse Unterschiede, ob man die Pflanzen in der freien Natur sammelt oder im eigenen Garten erntet. Es gibt aber auch einige Gemeinsamkeiten, denn letztlich geht es um die Ernte frischer Pflanzen.

Sammeln in der Natur

In der freien Natur birgt die Pflanzenernte gewisse Schwierigkeiten. Sie hat aber auch deutliche Vorteile, denn man braucht keinen eigenen Garten, um frische Heilpflanzen ernten und nutzen zu können.

Durch das Kräutersammeln in der Natur bekommt man kostenlose Heilpflanzen und hat zudem ein schönes Naturerlebnis.

Pflanzen kennenlernen

Bevor man Heilpflanzen in der Natur sammelt, ist es wichtig, sie genau kennen zu lernen. Nur so kann man sicherstellen, dass man auch die richtigen Pflanzenarten sammelt.

Informieren Sie sich, wie die Heilpflanzen genau aussehen. Ein Heilkräuter-Kurs kann helfen, die Pflanzen gut kennen zu lernen. Außerdem können Bestimmungsbücher weiterhelfen, zumindest bei den einfach zu identifizierenden Pflanzen.

Weißblühende Doldenblütler sind jedoch sehr schwierig zu unterscheiden, daher sind sie eher etwas für Fortgeschrittene. Auch viele gelbe Korbblütler sehen sich sehr ähnlich, aber der Löwenzahn ist einfach zu erkennen.

Wahl des richtigen Platzes

Um Heilpflanzen in der Natur sammeln zu können, muss man zunächst eine Stelle finden, an der sie reichlich vorkommen. Kleine Bestände lässt man besser in Ruhe, denn sonst fehlen sie künftig an dieser Stelle.

Außer einem reichlichen Vorkommen der gewünschten Pflanzen muss man noch mehrere Faktoren beachten. Das dient einerseits dazu, dass die Natur geschützt wird und andererseits dazu, dass Sie nur saubere Pflanzen ohne Pestizide ernten.

Beherzigen Sie folgende Grundregeln bei der Auswahl Ihres Sammelplatzes:

- Nicht an Straßen
- Nicht neben Feldern
- Eigentum beachten
- Nicht in Naturschutzgebieten
- Geschützte Pflanzen in Ruhe lassen (z.B. Mistel)
- Nur in der freien Natur
- Nur gesunde Pflanzen

Ernte im eigenen Garten

Im eigenen Garten wissen Sie normalerweise, welche Heilpflanzen Sie angebaut haben.

Doch in einem Wildgarten kann man häufig auch wild wachsende Pflanzen finden, die sich dort von selber angesiedelt haben. In diesem Fall gilt wie in der freien Natur, dass man die Pflanzen eindeutig identifizieren können muss, bevor man sie erntet.

Sammelzeiten beachten

Bei der Ernte von Heilpflanzen muss man den richtigen Zeitpunkt beachten, damit man gute und wirksame Heilpflanzen erhält.

Zum richtigen Zeitpunkt sind die jeweiligen Pflanzen im optimalen Reifezustand und beinhalten die meisten Wirkstoffe.

Einerseits spielt der richtige Monat eine wichtige Rolle, beispielsweise Juli für die Blüten des Johanniskrautes oder Oktober für die Wurzeln des Baldrians.

Andererseits spielt auch das Wetter eine wichtige Rolle. Prinzipiell sollte es am Sammeltag trocken sein. Morgens sollte man auch unbedingt abwarten, bis der Tau getrocknet ist. Zum Sammeln eignet sich also der späte Vormittag oder je nach Pflanzenteil der ganze Tag, an sonnigen Tagen.

Hier folgt eine Tabelle mit einer Übersicht über den richtigen Erntezeitpunkt je nach Art der Pflanzenteile:

Pflanzenteil	**Jahreszeit / Reifungsphase**	**Tageszeit**
Kraut	Vor oder während der Blüte	Vormittag
Blätter	Vor oder während der Blüte	Vormittag
Knospen	Kurz vor dem Aufblühen	Vormittag
Blüten	Wenn sie gerade aufgeblüht sind	Vormittag
Früchte	Wenn sie reif sind	Ganztags
Samen	Wenn sie reif sind	Ganztags
Wurzeln	Frühjahr und Herbst	Abends
Rinde	Frühjahr und Herbst	Ganztags

Sammeltechnik

Wenn man den richtigen Platz und den richtigen Zeitpunkt für die Pflanzenernte gefunden hat, sollte man die Pflanzen auch auf die richtige Art und Weise sammeln. Das nützt sowohl dem Pflanzenbestand als auch der Heilwirkung der Pflanze.

Wichtig ist, dass man von einem Pflanzenbestand immer nur einen kleinen Teil sammelt, damit die Pflanze an dieser Stelle nicht ausstirbt. Am besten ist es, wenn es nach dem Sammeln gar nicht auffällt, dass man gesammelt hat.

Beim Sammeln sollten die Pflanzenteile nicht zerdrückt werden.

Blüten, Knospen, Beeren und einzelne Blätter werden meistens vorsichtig abgezupft.

Das ganze Kraut wird meistens etwa handbreit über dem Boden mit einer Schere oder einem Messer abgeschnitten.

Wurzeln werden ausgegraben. Am besten lässt man einen Teil der Wurzel im Boden, damit sich daraus wieder eine neue Pflanze entwickeln kann.

Rinden werden nur von einem kleinen Teil eines kräftigen Baumes entfernt und niemals vollständig rundherum. Außerdem ist es sehr wichtig, dass man die Erlaubnis dazu hat, denn Rinden-Ernte stellt eine Beschädigung des betroffenen Baumes dar.

Reinigung

Blätter, Kraut, Blüten und Beeren sollten schon bei der Ernte so sauber sein, dass man sie nicht mehr extra reinigen muss.

Wurzeln sind natürlicherweise voller Erde, wenn man sie ausgräbt.

Diese Erde wird zuerst abgeschüttelt und dann trocken abgebürstet. Wenn anschließend noch Erde an den Pflanzen ist, kann man sie zügig mit kaltem Wasser abspülen.

Pflanzen trocknen

Wenn man die frisch gesammelten Heilpflanzen nicht sofort weiterverarbeiten will, beispielsweise zu einer Tinktur, dann muss man sie trocknen.

Für das Trocknen der Pflanzen gibt es einige Grundregeln:

- Zügig trocknen, um Schimmel und andere Probleme zu verhindern
- Nicht in der prallen Sonne trocknen
- Nicht im heißen Backofen trocknen

Wichtig ist, dass die Pflanzenteile einerseits möglichst schnell aber andererseits möglichst schonend getrocknet werden.

Gute Plätze zum Trocknen sind beispielsweise Dachböden oder gut gelüftete Zimmer.

Wie man die Pflanzen konkret trocknet, hängt von der Art der Pflanzenteile ab.

- Das ganze Kraut kann man zu lockeren Sträußen binden und kopfüber aufhängen.
- Kleine Teile wie Blüten, Blätter oder Samen kann man auf einem Gestell mit Fliegengitter oder in einer offenen Pappkiste ausbreiten.
- Dünn geschnittene Wurzeln und Beeren kann man im Dörrgerät oder im geöffneten Backofen bei 30° bis 40°C trocknen.

Anbau der Heilpflanzen

Als Besitzer eines Gartens können Sie Heilpflanzen selber anbauen. Auch auf einem Balkon kann man in großen Balkonkästen oder Kübeln Heilkräuter anbauen.

Obwohl es schön und praktisch wäre, wenn man alle Kräuter in einem gemeinsamen Beet anbaut, wäre das in der Praxis nicht sehr sinnvoll.

Die Kräuter werden nämlich unterschiedlich groß und sie haben auch sehr unterschiedliche Anforderungen an den Boden, die Sonne und die Feuchtigkeit.

Für alle Heilpflanzen gilt beim Anbau im Garten, dass man sie nicht düngen sollte. Durch düngen würden die Pflanzen zwar üppig wachsen, aber sie hätten nur wenig der erwünschten Wirkstoffe.

In Balkonkästen kann man eine leichte Düngung manchmal nicht vermeiden, weil die nährende Erdmenge zum Anbau nur sehr gering ist.

Die meisten Heilpflanzen brauchen einen relativ sandigen, nährstoffarmen Boden, vor allem mediterrane Pflanzen, wie Thymian oder Salbei.

Einige Pflanzen zieht man am einfachsten aus Samen, vor allem einjährige Pflanzen wie Ringelblume oder Kamille.

Viele mehrjährige Pflanzen kauft man am einfachsten als kleine Pflanzen im Gartenmarkt, beispielsweise Salbei oder Thymian.

Folgende Heilpflanzen eignen sich gut zum Anbau im Garten:

- Kamille
- Lavendel
- Melisse
- Pfefferminze
- Ringelblume
- Rosmarin
- Salbei
- Thymian
- Wacholder

Einige andere, wie der Holunder, der Löwenzahn, die Brennnessel oder der Spitzwegerich kommen vielleicht von selbst in Ihren Garten. Lassen Sie ein kleines Fleckchen in Ihrem Garten, wo sie sich ausbreiten können.

Hausmittel

Einige Hausmittel können die Heilkräuter in Ihrer Hausapotheke ergänzen.

Hausmittel haben oft eine erstaunlich gute Heilwirkungen bei Alltags-Krankheiten.

Schwedenkräuter

Bei Schwedenkräutern handelt es sich um eine Kräutermischung mit zahlreichen stark wirkenden Heilpflanzen, die als Tinktur angesetzt werden.

Ein Großteil der verwendeten Kräuter in dieser Mischung ist bitter, weshalb man auch von Schwedenbitter spricht.

Die Mischung des kleinen Schwedenbitters setzt sich aus folgenden Kräutern zusammen: Aloe, Myrrhe, Safran, Sennesblätter, Naturkampfer, Zitwerwurzel, Manna, Eberwurzel, Angelikawurzel, Rhabarberwurzel und Theriak venezian, seinerseits eine Kräutermischung.

Der große Schwedenbitter enthält noch mehr verschiedene Kräuter, ist aber milder in der Anwendung.

Schwedenkräuter wirken abführend, verdauungsanregend, stoffwechselfördernd, antibakteriell, entzündungshemmend, schmerzstillend und kühlend.

Man kann sie innerlich und äußerlich für eine Vielzahl von Krankheiten und Gesundheitsbeschwerden einsetzen, beispielsweise Verstopfung, Erkältung, Gelenkschmerzen, Kopfschmerzen, Furunkel und viele mehr.

Die innerliche Anwendung des kleinen Schwedenbitters ist für einen empfindlichen Magen oft zu heftig, obwohl man ihn prinzipiell verdünnt anwendet. Daher kann dann den großen Schwedenbitter nutzen oder man nutzt die Schwedenkräuter nur für die äußerliche Anwendung.

Wenn man die Schwedenkräuter innerlich verträgt, dann kann man ein bis drei Mal täglich einen Teelöffel verdünnt mit Wasser einnehmen.

Äußerlich kann man die Schwedenkräuter zu Einreibungen oder für Umschläge nutzen. Bevor man die Schwedenkräuter anwendet, sollte man die Haut mit einer Fettsalbe schützen, z.B. mit Ringelblumen-Salbe.

Weitere Infos: www.heilen-mit-schwedenkraeutern.de

Propolis

Das Kittharz Propolis wird von den Bienen hergestellt, um sich selbst zu heilen und den Bienenstock zu schützen.

Es handelt sich um eine harzige Substanz, die zahlreiche ätherische Öle, Flavonoide und andere stark wirkende Stoffe enthält. Propolis wird von den Bienen aus Pflanzenharz gewonnen, beispielsweise von den harzigen, duftenden Pappelknospen. Auch aus Knospen und Zweigen von Birke, Weide, Erle und anderen Baumarten wird Propolis gewonnen. Je nach Ursprungs-Baum riecht und wirkt das Propolis etwas anders, auch die Farbe kann unterschiedlich hell sein. Die generelle Wirkung des Propolis ist jedoch gleich unabhängig von der Baumart.

Bienen dichten mit Propolis ihren Bienenstock ab, um unerwünschte Eindringlinge fern zu halten. Propolis hilft auch dabei, eventuell eingedrungene Krankheitserreger abzutöten und kranke Bienen zu heilen.

Wie die Bienen durch Propolis geheilt werden können, kann es auch bei der Heilung von Menschen helfen.

Man kann das Propolis-Harz einfach kauen, meistens wird es jedoch als Tinktur zubereitet. Diese Tinktur kann man verdünnt oder unverdünnt sowohl innerlich als auch äußerlich anwenden.

Propolis wirkt antibakteriell, antiviral, pilztötend, entzündungshemmend, immunstärkend, schmerzlindernd und wundheilend.

Daher kann man Propolis gegen eine Vielzahl von Krankheiten und Gesundheitsbeschwerden einsetzen, beispielsweise:

Hautentzündungen, Neurodermitis, Offene Beine, Zahnfleischentzündung, Asthma, Erkältung, Bronchitis, Mandelentzündung, Nebenhöhlenentzündung, Magenentzündung, Darmentzündung, Blasenentzündung, Akne und viele mehr.

Generell kann man sich als Faustregel merken, dass Propolis bei Infektionen und allen Arten von Entzündungen helfen kann.

Eine kleine Flasche mit Propolis-Tinktur in der Hausapotheke kann sehr hilfreich sein und für vielerlei Zwecke eingesetzt werden.

Im Handel gibt es auch Propolis-Produkte zum Mundspülen, als Zahnpasta, als Bonbons und als Kapseln zur innerlichen Behandlung.

Weitere Infos: www.heilen-mit-propolis.de

Honig

Der süße Honig ist in erster Linie ein Nahrungsmittel, aber man kann ihn auch als Heilmittel nutzen. Das ist sehr praktisch, denn mit dem Honig in der Küche hat man gleich eine Ergänzung der Hausapotheke zur Hand.

Honig wird von den Bienen aus dem Nektar und dem Honigtau von Pflanzen gewonnen, um damit das Bienenvolk zu ernähren. Je nach eingesammelter Pflanzenart hat der Honig nicht nur eine unterschiedliche Konsistenz, sondern auch einen unterschiedlichen Geschmack und verschiedene Inhaltstoffe.

Ein Thymian-Honig, der vorwiegend aus Thymianblüten gewonnen wird, hilft also noch etwas besser gegen Husten als ein durchschnittlicher Honig aus Mischblüten.

Generell wirkt Honig antibakteriell, entzündungshemmend, abwehrstärkend und kräftigend.

Achtung! Kein Honig für Babies, wegen eventuelle Botulinumsporen.

Manuka-Honig

Ein besonders heilkräftiger Honig ist der Manuka-Honig aus Neuseeland. Die Manuka-Pflanze ist verwandt mit dem Teebaum und hat wie dieser stark antibiotische Eigenschaften. Dieser Honig wird in sterilisierter Form sogar von der Schulmedizin als Heilmittel eingesetzt.

Heiße Milch mit Honig

Besonders beliebt ist das Hausmittel heiße Milch mit Honig. Es hilft gegen Husten und Schlaflosigkeit.

Um eine heiße Milch mit Honig zuzubereiten, erhitzt man etwas Milch auf warme Trinktemperatur. Nach dem Erhitzen rührt man einen Teelöffel Honig in die Milch. Dann trinkt man sie in kleinen Schlucken.

Honig-Umschlag

Mit einem Honig-Umschlag kann man Furunkel und andere Abszesse zum Reifen und Abheilen bringen.

Für einen Honig-Umschlag gibt man eine kleine Menge Honig auf eine saubere Kompresse. Diese Kompresse legt man auf den Furunkel und befestigt sie mit einem Verband. Diesen Honig-Umschlag lässt man über Nacht einwirken. Anschließend wird der klebrige Honig abgewaschen.

Wärme- und Kälteanwendungen

Sehr gute Heilwirkungen kann man durch Hitze und Kälte erreichen.

Beide Temperatur-Extreme fördern die Durchblutung.

Hitze wirkt zusätzlich entkrampfend und beschleunigend auf Heilungsvorgänge. Sie eignet sich beispielsweise zur Behandlung von Muskelverkrampfungen und vielen Problemen der Bauchorgane, z.B. Blähungen, Unterleibskrämpfe, Blasenentzündung, Gallenkolik.

Kälte wirkt zusätzlich schmerzlindernd und sie verringert Schwellungen. Dadurch eignen sich Kälteanwendungen zur Behandlung von frischen stumpfen Verletzungen wie Verstauchungen und Prellungen.

Wärmflasche

Die Wärmflasche ist ein Klassiker unter den Hausmitteln. Mit ihr kann man zahlreiche Gesundheitsbeschwerden lindern.

Bei den meisten Arten von Bauchschmerzen kann eine Wärmflasche schnelle Besserung bringen. Man legt die Wärmflasche einfach auf den Bereich des Bauches, der schmerzt. Auch gegen Rückenschmerzen kann eine Wärmflasche oft helfen, denn die meisten Rückenschmerzen hängen mit verkrampften Muskeln zusammen. Dazu legt man sich auf die Wärmflasche oder steckt die Wärmflasche in eine Stofftasche, die man an der Stuhllehne befestigt.

Natürlich hilft eine Wärmflasche auch gegen kalte Füße und zum schnellen Aufwärmen bei Unterkühlung.

Eine Wärmflasche sollte man mit heißen, aber nicht kochendem Wasser füllen. Sie sollte nicht prall voll sein, sondern nur leicht gefüllt. Am besten umwickelt man sie mit einem dünnen Handtuch, damit die Hitze sanft wirken kann.

Eiskühlung

Eispackungen können gut helfen, wenn man sich frisch verletzt hat. Bei Verstauchungen. Prellungen und Quetschungen verringern sie die Schwellung. auch bei manchen Insektenstichen können sie helfen. Manche Arten von Kopfschmerzen werden gelindert, wenn man eine Eispackung auf Stirn und Schläfen legt.

Für die Eiskühlung gibt es Gelpacks oder auch einen Plastikbeutel mit normalen Eiswürfeln.

Zusammenstellung der Kräuter-Hausapotheke

Für die Zusammenstellung Ihrer eigenen Hausapotheke können wir Ihnen nur einen unverbindlichen Vorschlag machen. Was Sie in Ihrer Hausapotheke brauchen, hängt nämlich einerseits von Ihren persönlichen Bedürfnissen und andererseits von Ihren Vorlieben ab.

Sie können alle Kräuter für Ihre Hausapotheke selbst sammeln und im Garten anbauen und daraus selber Tinkturen und Salben zubereiten.

Sie können aber genau so gut Kräutertees und Kräuter-Präparate für Ihre Hausapotheke in der Apotheke, im Kräuterladen oder gar im Supermarkt kaufen. Natürlich können Sie auch beides mischen, also einige Kräuter selbst anbauen und andere kaufen.

Hier nun ein Vorschlag für Ihre Hausapotheke:

- Jedes der 12 wichtigen Kräuter: getrocknet
- Evtl. Teebeutel von Kamille und Fenchel
- Teemischungen:
    - Erkältung Seite 91
    - Verdauung Seite 92
    - Beruhigung Seite 95
- Tinkturen und Tropfen
    - Kamillen-Tinktur Seite 104
    - Erkältungs-Tropfen Seite 109
    - Magenbitter Seite 109
    - Schwedenkräuter Seite 140
    - Propolis-Tinktur Seite 141
- Verschiedenes
    - Johanniskraut-Öl Seite 115
    - Ringelblumen-Salbe Seite 125
    - Kamillen-Creme Seite 132
    - Muskelentspannungs-Creme Seite 132
    - Ätherisches Teebaum-Öl Seite 121
    - Ätherisches Pfefferminz-Öl Seite 120
      auch: Japanisches Heilpflanzenöl

Hausapotheke für Kinder

Wenn man Kinder im Haushalt hat, bieten sich zusätzlich folgende Kräuter-Mittel an:

- Bauchweh-Tee für Kinder Seite 93
- Spitzwegerich-Sirup gegen Husten Seite 110
- Bärchen-Balsam gegen Erkältungen, Blähungen und diverse Schmerzen Seite 127

Mittel für den persönlichen Bedarf

Je nachdem, zu welchen Krankheiten man neigt, oder ob man unter chronischen Erkrankungen leidet, sollte man seine Hausapotheke für den persönlichen Bedarf ergänzen.

Dazu gehört beispielsweise ein fertig gemischter Blasentee, wenn man häufig Blasenentzündungen bekommt. Oder ein Frauentee, wenn man zu Menstruationsbeschwerden neigt.

Dies sind nur wenige Beispiele, die zeigen sollen, um was es geht. Ihre persönlichen Schwachstellen kennen Sie selbst am besten.

Außer Kräutermedizin für Ihre individuellen Gesundheitsbeschwerden brauchen Sie natürlich auch Medikamente, die Ihnen vom Arzt verschrieben wurden.

Medikamente für die Hausapotheke

In eine gut sortierte Hausapotheke gehören sinnvollerweise auch einige Medikamente, die nicht aus Kräutern zubereitet sind.

In Apotheken erhalten Sie wichtige rezeptfreie Medikamente, um Ihre Hausapotheke zu ergänzen.

Sinnvolle Medikamente für die Hausapotheke sind beispielsweise:

- Schmerzmittel, z.B. Wirkstoff Acetylsalicylsäure oder Ibuprofen
- Kohletabletten gegen Durchfall
- Nasentropfen mit Meersalz
- Mittel gegen Insektenstiche, Sonnenbrand und Juckreiz
- Schmerzsalbe mit abschwellender Wirkung
- Mittel zur Wunddesinfektion

Verbandsmaterial in der Hausapotheke

Auch Verbandsmaterial gehört in eine Hausapotheke.

Denken Sie an folgende Pflaster und Verbände:

- Pflaster in verschiedenen Größen
- Heftpflaster
- Sprühpflaster
- Sterile Kompressen
- Mullbinden
- Elastische Binden
- Brandwunden-Verbandpäckchen
- Sicherheitsnadeln
- Verbandschere
- Dreiecktuch

Außerdem wichtig in der Hausapotheke

Dann gibt es noch einige verschiedene Dinge, die in keiner Hausapotheke fehlen sollten:

- Fieberthermometer
- Gelpacks für Eispackungen
- Wärmflasche
- Pinzette
- Einmalhandschuhe
- Erste-Hilfe-Anleitung
- Evtl. Grundausstattung für Wickel

Zu beachten bei der Hausapotheke

Bei einer Hausapotheke sollte man drei Punkte unbedingt beachten:

- **Kühl und trocken unterbringen**: Nicht in Bad oder Küche, besser im Schlafzimmer oder in der Abstellkammer.
- **Abschließbar**: Zumindest wenn Kinder im Haus sind, sollte man die Hausapotheke immer abschließen und den Schlüssel kindersicher aufbewahren.
- **Regelmäßig ausmisten**: Abgelaufene Medikamente und alte Kräuter sollte man regelmäßig durch neue ersetzen.

Krankheiten - Anwendungsgebiete

Auf den folgenden Seiten finden Sie häufige Krankheiten und Informationen darüber, wie man sie behandeln kann.

Weil man nicht jede Krankheit ausschließlich selbst behandeln kann, finden Sie auch Hinweise dazu, wann eine Krankheit so schwerwiegend ist, dass man einen Arzt hinzuziehen sollte. Sie erfahren auch, wie die Schulmedizin die jeweilige Krankheit bevorzugt behandelt.

Für die Selbstbehandlung finden Sie Hinweise über geeignete Kräuter, ätherische Öle und Hausmittel. Die Heilpflanzen werden in absteigender Bedeutung aufgelistet. Vorne stehen also die Heilpflanzen, die besonders gut bei dieser Krankheit helfen.

Sie finden auch Hinweise über das richtige Verhalten bei der jeweiligen Erkrankung.

Hier eine Aufstellung des Infoblocks bei den einzelnen Krankheiten:

Wann zum Arzt: Wann man zum Arzt gehen sollte.

Schulmedizin: Wie die Schulmedizin die Krankheit behandelt.

Heilpflanzen: Heilkräuter, die sich zur Behandlung eignen.

Teemischung: Passende Teemischung aus diesem Buch.

Rezepte: Passendes Rezept aus diesem Buch.

Ätherische Öle: Geeignete ätherische Öle.

Hausmittel: Geeignete Hausmittel.

Verhalten: Wie Sie sich verhalten sollten, wenn Sie erkrankt sind.

Heilpflanzen für Kinder

Heilkräuter sind prinzipiell auch für erkrankte Kinder gut geeignet.

Doch das trifft nicht auf alle Heilkräuter zu. Generell sind Kinder deutlich empfindlicher als Erwachsene. Daher sollten sie nicht nur geringere Mengen der Heilpflanzen erhalten. Manche starke Heilpflanzen eignen sich gar nicht für Kinder, weil sie zu intensiv sind.

Beispielsweise ist ätherisches Minzöl zu heftig für Kinder, vor allem, wenn sie noch klein sind. Ein normaler Pfefferminz-Tee ist jedoch für die meisten Kinder ab dem Kindergarten-Alter durchaus verträglich.

Bei Säuglingen sollte man extrem vorsichtig mit allen Kräutern sein. Nur ein dünner Fenchel-Tee und eventuell eine Spur ätherisches Lavendelöl, stark verdünnt mit Pflanzenöl, kommen für sie in Frage. Bei empfindlichen Säuglingen nicht einmal das.

Je älter die Kinder werden, desto mehr Heilpflanzen sind für sie geeignet.

Da die Empfindlichkeit der Kinder sehr unterschiedlich ist, kann man hierzu jedoch keine pauschalen Empfehlungen geben.

Wählen Sie im Zweifelsfall immer die sanfteste Behandlungsmethode, die gegen die Gesundheitsbeschwerden hilft.

Abgespanntheit

Abgespanntheit kann viele Ursachen haben. Wenn man nicht weiß, warum man unter Abgespanntheit leidet, und diese über einen längeren Zeitraum hinweg anhält, sollte man einen Arzt aufsuchen, um die Ursache abklären zu lassen.

Wenn die Ursache für die Abgespanntheit bekannt ist, beispielsweise durch erhöhte Belastung, dann kann man Heilkräuter zur unterstützenden Behandlung der Abgespanntheit anwenden.

Heilkräuter sollten bei Abgespanntheit jedoch nicht die einzige Behandlung sein. Wichtig wäre auch, dass man sich ausreichend ausruht, Bewegung an frischer Luft, eine ausgewogene Ernährung mit genügend Vitaminen, Mineralien und Spurenelementen.

Wann zum Arzt: Bei ungeklärter Ursache

Schulmedizin: Behandlung je nach Ursache

Heilpflanzen: Melisse, Rosmarin, Johanniskraut, Baldrian, Holunder

Ätherische Öle: Anis, Pfefferminze, Rosmarin

Hausmittel: Kalte Güsse, Wassertreten, Schwedenkräuter

Verhalten: Frische Luft, Bewegung, ausreichend Schlaf, gesunde Ernährung

Abwehrschwäche - Infektanfälligkeit

Viele Menschen leiden unter häufigen Infektionskrankheiten und stecken sich leicht an. Dahinter steckt meistens keine schlimme Erkrankung, sondern mehrere Faktoren wie Stress, Schlafmangel, Ernährungsfehler, Bewegungsmangel.

Wenn die Infektanfälligkeit jedoch sehr stark ausgeprägt ist, sollte man von einem Arzt untersuchen lassen, ob nicht doch mehr dahinter steckt.

Zur Stärkung der Infektabwehr hilft meistens Bewegung an frischer Luft, Wechselduschen und ausreichend schlafen.

Wann zum Arzt: Bei sehr häufigen Infektionen

Heilpflanzen: Sonnenhut, Holunder, Meerrettich

Hausmittel: Kaltwasser-Anwendungen, Schwedenkräuter

Verhalten: Frische Luft, Bewegung, ausreichend Schlaf, gesunde Ernährung, Wechselduschen, Sauna

Akne - Pickel

Von Pickeln sind vor allem Jugendliche betroffen. Aber auch manche Erwachsene bekommen regelmäßig Pickel und leiden darunter.

Bei der Behandlung der Akne ist es wichtig, dass die betroffene Haut regelmäßig gut gereinigt wird. Auch sollte man keine Cremes verwenden, die zu viel Fett enthalten oder Substanzen, die die Mitesser-Bildung fördern.

Wann zum Arzt: Bei sehr starker Akne.

Schulmedizin: Vitamin-A-Säure

Heilpflanzen: Kamille, Aloe, Ringelblume, Salbei, Schafgarbe, Thymian

Teemischung: Haut-Tee: Seite 95

Ätherische Öle: Teebaumöl, Lavendel, Myrte, Salbei, Thymian

Hausmittel: Gesichtsdampfbad, Schwedenkräuter, Propolis

Verhalten: Gute Reinigung, fettreiche Cremes meiden.

Allergien

Die Neigung zu Allergien wird immer häufiger. Zum einen wird eine Allergieneigung vererbt, aber oft ist es erst das Aufwachsen in einer schmutzarmen Umgebung, das einer Allergie zum Ausbruch verhilft.

Bei einer Allergie kommt es zu einer sofortigen Körperreaktion auf kleinste Mengen eines Allergieauslösers.

Die häufigste Allergie ist der Heuschnupfen, aber auch Nahrungsmittelallergien sind relativ verbreitet. Im Unterschied zu einer Unverträglichkeit kommt es bei einer Nahrungsmittelallergie schon bei kleinsten Mengen des Nahrungsmittels zu einer sofortigen heftigen Reaktion, z.B. Atemnot, Anschwellen im Hals und Gesicht.

Wann zum Arzt: in schweren Fällen

Schulmedizin: Antiallergische Medikamente, Desensibilisierung

Heilpflanzen: Melisse, Baldrian, Birke, Holunder, Kamille, Königskerze, Lavendel

Hausmittel: Schwedenkräuter, Kaltwasser-Anwendungen

Verhalten: Allergieauslöser meiden

Appetitlosigkeit

Mangelnder Appetit entsteht oft als Folge von Krankheiten oder bei viel Stress. Manchmal ist auch nur der Appetit auf richtige Mahlzeiten eingeschränkt und man stillt den Hunger dann mit schnellen Snacks und Süßigkeiten, die gerade erreichbar sind.

Kräuter können helfen, den Appetit wieder in richtige Bahnen zu lenken. Heißhunger auf Snacks und Süßigkeiten können gelindert werden.

Wann zum Arzt: Bei länger andauernder ungeklärter Appetitlosigkeit

Schulmedizin: Behandlung der Ursache

Heilpflanzen: Angelika, Brennnessel, Fenchel, Ingwer, Johanniskraut, Löwenzahn, Meerrettich, Melisse, Pfefferminze, Spitzwegerich, Wacholder, Wegwarte, Zimt

Hausmittel: Schwedenkräuter

Verhalten: Bitteres essen, Hühnersuppe essen, frische Luft, Bewegung

Arthrose

Bei Arthrose nutzen sich die Knorpel der Gelenke ab. Dadurch fallen Bewegungen schwer und sind auch schmerzhaft.

Um die Abnutzung der Knorpel zu verzögern, ist es vor allem wichtig, sich regelmäßig zu bewegen. Denn durch die Bewegung wird in der Gelenkkapsel die Gelenkschmiere gebildet. Die Gelenkschmiere schmiert das gesamte Gelenk und verhindert dadurch weitere Abnutzung.

Außerdem ist es wichtig, dass man regelmäßig viel trinkt (2-3 Liter/Tag). Die bekannteste Heilpflanze zur Behandlung der Arthrose ist die Teufelskralle. Man erhält Teufelskralle in zahlreichen Fertigpräparaten.

Mithilfe von Kräutern kann man die Arthrose sowohl innerlich als auch äußerlich behandeln.

Wann zum Arzt: Bei starker Bewegungseinschränkung

Schulmedizin: Schmerzmittel, Salben, Künstliche Gelenke

Heilpflanzen: Teufelskralle, Brennnessel, Ingwer, Johanniskraut, Lavendel, Rosmarin, Schafgarbe, Wacholder

Rezepte: Bären-Balsam: Seite 126, Johanniskrautöl: Seite 115

Ätherische Öle: Pfefferminze, Eukalyptus, Geranie, Wacholder

Hausmittel: Schwedenkräuter

Verhalten: Regelmäßige Bewegung, viel trinken

Asthma

Bronchialasthma ist eine chronische Erkrankung, bei der es zu Atemnot-Anfällen kommt. Dabei ist die Ausatmung erschwert, auch wenn es dem Betroffenen so scheint, als könnte er nicht einatmen.

Häufig geht Asthma mit der Neigung zu Allergien und Hauterkrankungen wie Neurodermitis einher.

Wann zum Arzt: Bei Verdacht auf Asthma. Bei schwerer Atemnot Notarzt rufen!

Schulmedizin: Asthma-Spray, Kortison

Heilpflanzen: Melisse, Anis, Baldrian, Fenchel, Kamille, Königskerze, Spitzwegerich, Thymian, Anis, Königskerze, Lavendel, Meerrettich, Rosmarin,

Ätherische Öle: Myrte, Cajeput, Lavendel, Rose, Thymian, Wacholder

Hausmittel: Inhalation mit Meersalz, Propolis, Thymian-Honig

Aufgesprungene Hände

Die Haut der Hände wird durch Trockenheit und Kontakt mit Putzmitteln stark beansprucht. Sie kann dadurch aufreißen und schmerzen.

Wann zum Arzt: Bei starken Entzündungen

Schulmedizin: Pflege durch Handcremes.

Heilpflanzen: Aloe vera, Ringelblume, Kamille,

Rezepte: Ringelblumen-Salbe: Seite 125, Kamillen-Creme: Seite 132

Hausmittel: Kartoffel-Creme, Schwedenkräuter, Propolis

Verhalten: Hände nicht zu häufig waschen

Ausschläge

Bei einem plötzlich auftretenden Ausschlag mit unbekannter Ursache, ist es wichtig, dass man zunächst die Ursache feststellt.

Mit Kräuter-Waschungen kann man die unangenehmen Erscheinungen eines Ausschlages etwas lindern.

Die betroffenen Stellen können außerdem mit Ringelblumen-Salbe oder Creme eingerieben werden.

Die Kräuter können den Juckreiz des Ausschlages lindern und auch bremsend auf die Entzündungsprozesse einwirken.

Wann zum Arzt: Bei ungeklärter Ursache

Schulmedizin: Manchmal juckreizlindernder Puder

Heilpflanzen: Kamille, Aloe, Königskerze, Lavendel, Ringelblume, Schafgarbe,

Teemischung: Haut-Tee: Seite 95

Rezepte: Kamillen-Creme: Seite 132

Hausmittel: Schwedenkräuter, Propolis

Beulen

Beulen entstehen durch stumpfe Verletzungen.

Die meisten Beulen sind schmerzhaft, aber im allgemeinen harmlos.

Am Anfang sollte eine Beule kalt behandelt werde. Durch die Kälte verengen sich die verletzten Blutgefäße. Die Schwellung bleibt gering.

Wann zum Arzt: Bei sehr großen Beulen oder starken Schmerzen

Schulmedizin: Heparin-Salben, Abschwellende Salben

Heilpflanzen: Arnika (äußerlich), Hirtentäschel (innerlich), Johanniskraut, Ringelblume

Rezepte: Bären-Balsam: Seite 126

Ätherische Öle: Pfefferminze, Cajeput, Eukalyptus, Teebaum

Hausmittel: Eispackungen, Schwedenkräuter-Umschlag

Bauchschmerzen

Bei Bauchschmerzen handelt es sich nicht um eine eigenständige Krankheit, sondern um ein Symptom, das viele Ursachen haben kann.

Bei Kindern ist es jedoch oft gar nicht so einfach, die Ursache für die Bauchschmerzen herauszufinden. Häufig werden die Bauchschmerzen durch Blähungen verursacht. Es kann sich aber auch um eine Magen-Darm-Grippe handeln oder sogar um eine Erkältung. Auch Sorgen und Ängste können sich bei Kindern als Bauchschmerzen äußern.

Im Prinzip kann jede denkbare Ursache bei Kindern zu Bauchschmerzen führen. Gerade kleinere Kinder nehmen Schmerzen häufig immer als Bauchschmerzen wahr, weil Schmerzen in jungen Jahren oft noch nicht genau lokalisiert werden können.

Wenn Bauchschmerzen sehr stark sind, sollte man immer auch an eine eventuelle Blinddarmentzündung denken.

Im Zweifelsfall sollte man einen Arzt aufsuchen.

Bei normalen Bauchschmerzen hilft oft ein Fenchel-Tee oder ein Kamillen-Tee. Sehr hilfreich kann auch eine Wärmflasche und eine Bauchmassage sein. Bei der Bauchmassage streicht man mit warmen Händen im Uhrzeigersinn über den Bauch.

Wann zum Arzt: Bei starken oder unerklärlichen Bauchschmerzen.

Schulmedizin: Je nach Ursache

Heilpflanzen: Fenchel, Kamille, Pfefferminze, Ringelblume

Teemischung: Bauchweh-Tee: Seite 93

Rezepte: Bärchen-Balsam: Seite 127

Hausmittel: Wärmflasche, sanfte Bauchmassage

Blähungen - Meteorismus

Bei Blähungen bilden sich Gase in den Därmen. Diese Gase können durch Verdauungsprozesse entstehen, beispielsweise weil man bestimmte Nahrungsmittel nicht verträgt. Häufig gehen Blähungen als Winde ab.

Das kann zwar unerfreulich riechen, bringt dem Betroffenen jedoch Erleichterung.

Wenn die Winde nicht abgehen, sammelt sich immer mehr Luft im Bauchraum. Dies kann sehr schmerzhaft werden. Bei schmerzhaften Blähungen legt man am besten eine Wärmflasche auf den Bauch. Auch zahlreiche Heilkräuter helfen gegen Blähungen, die man am besten als Tee in kleinen Schlucken trinkt.

Mit Kräutern kann man die Blähungen sowohl innerlich als auch äußerlich behandeln. Innerlich zur Verdauungsstärkung und Entkrampfung. Äußerlich als warmer Umschlag oder Salbeneinreibung im Uhrzeigersinn.

Wann zum Arzt: Wenn die Schmerzen sehr stark sind und auch andere Ursachen haben könnten, z.B. Gallenkolik, Blindarmentzündung

Schulmedizin: Entkrampfende Mittel

Heilpflanzen: Fenchel, Angelika, Anis, Baldrian, Goldrute, Ingwer, Kamille, Meerrettich, Melisse, Pfefferminze, Thymian, Wacholder, Zimt

Teemischung: Blähungs-Tee: Seite 93

Rezepte: Carminativum: Seite 108

Hausmittel: Wärmflasche, warmer Umschlag, Schwedenkräuter

Blasenentzündung

Bei einer Blasenentzündung kommt es zu schmerzhaftem und häufigem Harndrang mit Blasenkrämpfen. In schweren Fällen hat man Blut im Urin und bekommt leichtes Fieber, was auf den Beginn einer gefährlichen Nierenbeckenentzündung hindeutet.

Viele Frauen neigen zu Blasenentzündungen. Obwohl Blasenentzündungen meistens durch Bakterien aus dem Darm verursacht werden, können Sie durch Auskühlung und kalte Füße ausgelöst werden. Daher sollte man auf warme Füße achten, wenn man zu Blasenentzündungen neigt. Wichtig ist auch, dass man regelmäßig viel trinkt, um die Blase immer gut durch zu spülen.

Bei einer akuten Blasenentzündung sollte man sofort zu Beginn mehrere Liter trinken, am besten einen Blasentee. Außerdem hilft ein warmes Fußbad und eine Wärmflasche. Bei Harndrang sollte sofort auf die

Toilette gehen, damit der reizende Urin und die Bakterien so gut wie möglich ausgeschieden werden.

Siehe: www.gesundheitsratgeber-blasenentzuendung.de

Wann zum Arzt: Bei Fieber, Blut im Urin, starken Beschwerden.

Schulmedizin: Antibiotika

Heilpflanzen: Bärentraubenblätter, Birke, Brennnessel, Goldrute, Johanniskraut, Kamille, Linde, Löwenzahn, Meerrettich, Schachtelhalm, Thymian, Wacholder

Teemischung: Blasen-Tee: Seite 94

Hausmittel: Wärmflasche, warmes Fußbad, Schwedenkräuter-Umschlag, Propolis-Kapseln

Verhalten: Sehr viel trinken, warm halten

Blaue Flecken - Hämatome

Blaue Flecken entstehen meist durch stumpfe Verletzungen. Wenn man weiß, bei welcher Verletzung ein blauer Fleck entstanden ist, und wenn dieser nicht all zu groß ist, ist der blaue Fleck im Allgemeinen harmlos und kann selbst behandelt werden.

Blaue Flecken werden zu Anfang am besten kalt behandelt, damit sich die verletzten Blutgefäße zusammenziehen.

Wann zum Arzt: Bei mehreren blauen Flecken mit unklarer Ursache

Schulmedizin: Heparin-Salbe

Heilpflanzen: Johanniskraut, Melisse, Ringelblume

Hausmittel: Eispackungen, Schwedenkräuter-Umschlag

Blutarmut - Anämie

Blutarmut (Anämie) kann verschiedene Ursachen haben. Es ist wichtig, dass man bei Blutarmut die Ursache herausfindet. Dazu muss man meistens einen Arzt aufsuchen.

Eine häufige Ursache für Blutarmut sind lange und starke Menstruationsblutungen. Auch Eisenmangel aufgrund von Ernährungsstörungen kann eine Ursache für Blutarmut sein.

Bei Blutarmut wird man blass, was man vor allem an den Lippen erkennen kann. Außerdem besteht ausgeprägte Schwäche, Infektanfälligkeit und Wundheilungsstörungen.

Wann zum Arzt: Um die Ursache herauszufinden.

Schulmedizin: Eisenpräparate

Heilpflanzen: Brennnessel, Ginseng

Hausmittel: Schwedenkräuter

Verhalten: Rotes Fleisch essen, Rote Beete essen,

Bluthochdruck

Viele Menschen leiden ab dem mittleren Alter unter Bluthochdruck. Auch wenn der hohe Blutdruck selbst oft kaum für starke Beschwerden sorgt, kann er gefährliche Folgen haben, wie beispielsweise Herzinfarkt oder Schlaganfall.

In vielen Fällen ist die Neigung zu hohem Blutdruck angeboren. Aber eine entspannte Lebensweise, regelmäßige Bewegung, ausreichend trinken und eine gesunde Ernährung kann viel dazu beitragen, dass sich der hohe Blutdruck in vertretbaren Grenzen hält.

Wann zum Arzt: Bei Verdacht auf Bluthochdruck

Schulmedizin: Medikamente, z.B. Betablocker, Diuretika

Heilpflanzen: Mistel, Baldrian, Brennnessel, Hirtentäschel, Lavendel, Linde, Schafgarbe, Weißdorn

Verhalten: Bewegung, viel trinken

Brandwunden - Verbrennungen

Brandwunden können sehr unterschiedlich schlimm sein. Das reicht von der kleinen, harmlosen aber schmerzhaften Verbrennung ersten Grades bis hin zu großflächigen Verbrennungen dritten Grades, die einen Aufenthalt auf der Intensivstation erfordern.

Schwere oder großflächige Brandwunden sind nicht geeignet für die Selbstbehandlung. Je nach Schweregrad sollte man sofort einen Arzt aufsuchen oder den Notarzt rufen.

Die kleine, harmlose Verbrennung kann man jedoch selbst behandeln.

Wichtig: Sofort nach der Verbrennung sollte man etwa 10 min lang kaltes Wasser über die Verbrennungsstelle laufen lassen.

Erst nach der kalten Wasserbehandlung können Heilkräuter, wie beispielsweise Aloe vera, den weiteren Heilungsvorgang fördern.

Wann zum Arzt: Bei größeren und schwerwiegenden Verbrennungen

Schulmedizin: Eventuell schmerzstillendes Gel

Heilpflanzen: Aloe vera, Johanniskraut, Ringelblume, Spitzwegerich

Rezepte: Ringelblumen-Salbe: Seite 125

Hausmittel: Kaltes Wasser, Schwedenkräuter, Propolis

Bronchitis

Eine Bronchitis ist ein bakteriell verursachter Husten. Außer Husten kommt es häufig zu Schmerzen im Brustkorb und Fieber.

Ein gewöhnlicher Erkältungs-Husten kann in eine Bronchitis übergehen.

Wichtig ist, dass man eine Bronchitis sorgfältig behandelt, denn sonst droht eine chronische Bronchitis oder der Übergang zu einer Lungenentzündung. Eine schwere bakterielle Bronchitis muss mit Antibiotika behandelt werden.

Bei einer leichten Bronchitis ohne Fieber kann man mithilfe von Meerrettich, Husten-Tee und Husten-Sirup häufig eine Verschlimmerung verhindern. Auch schwerere Fälle von Bronchitis kann man mit diesen Mitteln begleitend behandeln.

Wann zum Arzt: Bei Fieber und Schmerzen im Brustkorb

Schulmedizin: Antibiotika, Husten-Saft

Heilpflanzen: Anis, Bärentraubenblätter, Fenchel, Holunder, Ingwer, Johanniskraut, Königskerze, Lavendel, Linde, Meerrettich, Melisse, Salbei, Sonnenhut, Spitzwegerich, Thymian, Wacholder, Zimt

Teemischung: Husten-Tee: Seite 92

Rezepte: Husten-Tropfen: Seite 109,Spitzwegerich-Sirup: Seite 110, Bären-Balsam: Seite 126, Bärchen-Balsam: Seite 127

Ätherische Öle: Anis, Cajeput, Eukalyptus, Fenchel, Myrte, Thymian

Hausmittel: Propolis, Dampfbad

Verhalten: Bettruhe bei Fieber

Cellulite

Die Oberschenkel vieler Frauen sind von Cellulite betroffen, die im Volksmund auch Orangenhaut genannt wird. Häufig geht Cellulite mit Übergewicht einher. Doch auch sehr schlanke Frauen können Cellulite bekommen.

Regelmäßige Bewegung es kann gegen Cellulite helfen. Auch regelmäßiges Eincremen der betroffenen Stelle verringert die Eindellungen des Hautgewebes.

Mit einer Birken-Creme kann man die betroffenen Stellen regelmäßig einreiben. Zur Verstärkung der Wirkung kann man ergänzend etwa einmal in der Woche einen Birken-Blätter-Umschlag anlegen.

Wann zum Arzt: Bei Schmerzen im betroffenen Bereich

Heilpflanzen: Birke, Holunder, Rosmarin

Teemischung: Haut-Tee: Seite 95

Ätherische Öle: Cajeput, Minze, Rosmarin, Zitrone

Hausmittel: Heilerde-Umschläge, Einreibungen, Schwedenkräuter

Verhalten: Gymnastik, Sport

Darmkrämpfe

Darmkrämpfe können im Rahmen von Blähungen oder Durchfall auftreten. Manchmal verkrampft sich der Darm aber auch unabhängig von diesen Erkrankungen, beispielsweise bei Reizdarm.

Häufig ist Stress eine Ursache für Darmkrämpfe, aber auch andere Ursachen können zu Darmkrämpfen führen.

Wenn Darmkrämpfe keine eigenständige Erkrankung als Ursache haben, gilt die Behandlung in erster Linie der Entkrampfung. Dies kann man mit einem warmen Tee erreichen, der in Ruhe getrunken wird. Auch eine Wärmflasche kann gute Dienste leisten.

Wann zum Arzt: Bei starken Schmerzen und unklarer Ursache

Schulmedizin: Je nach Ursache, entkrampfende Medikamente

Heilpflanzen: Anis, Baldrian, Fenchel, Ingwer, Kamille, Königskerze,

Hausmittel: Wärmflasche

Verhalten: Zeit nehmen, für innere Ruhe sorgen

Diabetes mellitus - Zuckerkrankheit

Die Zuckerkrankheit, meist Diabetes genannt, ist eine häufige Stoffwechselerkrankung des Zuckerstoffwechsels. Der Blutzucker kann nicht mehr ausreichend gesenkt werden, weil das Insulin entweder nicht mehr richtig funktioniert oder zu wenig gebildet wird.

Sie hängt häufig mit Übergewicht und Bewegungsmangel zusammen, basiert aber meistens auf einer Veranlagung zu Diabetes.

Diabetes kann aufgrund von Durchblutungsstörungen zahlreiche schwerwiegende Folgen haben, wie Blindheit, absterbende Gliedmaßen, Herzinfarkt.

Neben einer sorgfältigen Behandlung der Krankheit, ist es vor allem wichtig, dass man sich regelmäßig bewegt und ausgewogen ernährt.

Manche Heilpflanzen können dabei helfen, den Blutzuckerspiegel zu senken. Sie eignen sich aber nur zur begleitenden Behandlung und nicht als alleinige Maßnahme, außer in sehr leichten Fällen.

Wann zum Arzt: Bei Verdacht auf Diabetes

Schulmedizin: Medikamente, Insulin, Ernährungsumstellung

Heilpflanzen: Zimt, Aloe vera, Brennnessel, Goldrute, Salbei, Schafgarbe, Wegwarte

Hausmittel: Schwedenkräuter

Verhalten: Bewegung, ausgewogene Ernährung

Durchblutungsstörungen

Vielerlei Beschwerden können durch Durchblutungsstörungen ausgelöst werden. Das reicht von kalten Händen und kalte Füßen bis hin zu Ameisenlaufen, Kopfschmerzen und Sehstörungen.

Wenn man unter Durchblutungsstörungen leidet, sollte man unbedingt ausreichend trinken (2-3 l täglich). Regelmäßige Bewegung ist wichtig.

Heilpflanzen kann man innerlich anwenden, um die Durchblutung von innen her zu verbessern.

Außerdem kann man die schlecht durchbluteten Stellen mit Rosmarin-Creme einreiben.

Wann zum Arzt: Bei Schmerzen durch Durchblutungsstörungen

Schulmedizin: Evtl. blutverdünnende Mittel

Heilpflanzen: Rosskastanie, Ingwer, Rosmarin, Schachtelhalm, Schafgarbe,

Rezepte: Rosskastanien-Creme: Seite 133

Ätherische Öle: Angelika, Lavendel, Pfefferminze, Rosmarin,

Hausmittel: Wasseranwendungen, Schwedenkräuter

Verhalten: Regelmäßige Bewegung

Durchfall

Bei Durchfall kommt es zu dünnem Stuhlgang. Das reicht von breiartig bis hin zu wässrig. Häufig wird Durchfall von schmerzhaften Darmkrämpfen begleitet, oft auch von Erbrechen, wenn auch der Magen erkrankt ist.

Für Durchfall gibt es sehr viele mögliche Ursachen. Häufig sind Magen-Darm-Infektionen (siehe Seite 178) durch Bakterien oder Viren, beispielsweise der verbreitete Norovirus. Auch verdorbenes Essen oder seelischer Stress können Durchfall verursachen. Einige chronische Darmerkrankungen, wie beispielsweise Morbus Crohn können Durchfall verursachen.

Bei starken Durchfällen ist vor allem der Wasserverlust gefährlich. Daher muss man unbedingt viel trinken, wenn man starken Durchfall hat. Auch der Ersatz von Salz und anderen Mineralien ist wichtig. Insbesondere Kinder oder alte Menschen sind von einer gefährlichen Austrocknung bedroht.

Viele Kräuter helfen traditionell gegen Durchfall. Dies basiert im allgemeinen auf einer darmberuhigenden Wirkung und teilweise auch auf der Abtötung von Krankheitserregern. In schweren Fällen können Kräuter aber nur begleitend zur ärztlichen Behandlung eingesetzt werden.

Wann zum Arzt: bei starken oder lang andauernden Durchfällen.

Schulmedizin: Kohletabletten, Infusion, bei Bedarf Antibiotika

Heilpflanzen: Kamille, Aloe vera, Anis, Bärentraubenblätter, Birke, Brennnessel, Fenchel, Frauenmantel, Goldrute, Johanniskraut, Königskerze, Pfefferminze, Salbei, Schafgarbe, Spitzwegerich, Thymian,

Hausmittel: Wärmflasche, Propolis

Verhalten: Viel trinken, Salzstangen essen, Zwieback essen

Eiterungen

Eiterungen werden durch bakterielle Infektionen verursacht. Der Eiter ist ein Abfallprodukt des Entzündungsvorgangs. Eiter kommt bei Hautabschürfungen, Furunkeln und auch bei inneren Infektionen vor.

Wann zum Arzt: Bei starken Eiterungen, Fieber

Schulmedizin: Desinfektion, Antibiotika

Heilpflanzen: Kamille, Angelika, Lavendel, Meerrettich, Ringelblume, Salbei, Schafgarbe, Spitzwegerich, Thymian,

Ätherische Öle: Teebaum, Angelika, Kamille

Hausmittel: Heilerde, Schwedenkräuter, Propolis

Ekzeme

Ekzeme sind entzündliche Hautkrankheiten, die nicht durch Krankheitserreger verursacht werden. Als Ursache kommen mehrere Faktoren in Frage, beispielsweise Allergien, Gifte (z.B. Putzmittel) oder innere Faktoren.

Eine sehr bekannte Art von Ekzem ist die Neurodermitis (siehe Seite 183). Häufig ist auch das Kontaktekzem, das durch Bekleidung, Schmuck oder berufliche Substanzen verursacht werden kann.

Bei Ekzemen kommt es zu geröteten Hautstellen, die häufig mit Bläschen, Knötchen und Krusten einhergehen. Viele Ekzeme jucken stark. Oft siedeln sich auf der entzündeten Haut Bakterien an, sodass es als Komplikation doch noch zu einer Infektion der Haut kommt.

Wenn man den Verursacher des Ekzems kennt, sollte man ihn unbedingt weglassen. Eine Behandlung des Ekzems ist dann in zweiter Linie sinnvoll. Welche Behandlung und welche Heilpflanze im Einzelfall am besten hilft, kann sehr unterschiedlich sein. Daher muss man eventuell mehrere verschiedene Behandlungsmethoden versuchen.

Wann zum Arzt: Bei unklarer Ursache oder starken Beschwerden.

Schulmedizin: Salben, Kortison-Präparate

Heilpflanzen: Aloe vera, Birke, Frauenmantel, Johanniskraut, Kamille, Lavendel, Ringelblume, Rosskastanie Salbei, Schafgarbe, Spitzwegerich, Thymian

Teemischung: Haut-Tee: Seite 95

Rezepte: Neurodermitis-Creme: Seite 133, Kamillen-Creme: Seite 132

Hausmittel: Propolis

Verhalten: Verursacher meiden

Entzündungen

Entzündungen können verschiedenste Ursachen haben, z.B. Krankheitserreger, physikalische oder chemische Reize.

Sie zeichnen sich aus durch Schmerzen, Rötung, Schwellung und Beeinträchtigung der Funktion.

Eigentlich ist eine Entzündung eine sinnvolle Reaktion des Körpers, um Krankheitserreger oder Fremdkörper zu bekämpfen. Auch die Heilung von beschädigtem Gewebe wird zunächst gefördert. Doch wenn eine Entzündung zu stark ist oder durch Autoimmun-Reaktionen ausgelöst wurde, dann ist sie für den Körper eher schädlich.

Zur Behandlung von Entzündungen gibt es zahlreiche Heilpflanzen mit einer entzündungshemmenden Wirkung. Viele davon wirken zudem antibiotisch und wundheilend, sodass der Heilungsvorgang aktiv unterstützt wird.

Je nachdem, wo die Entzündung stattfindet, kann man sie innerlich durch Tees oder äußerlich und Waschungen, Bäder, Umschläge oder Salben behandeln.

Wann zum Arzt: Bei starken Schmerzen oder Fieber

Schulmedizin: Antibiotika, entzündungshemmende Mittel

Heilpflanzen: Kamille, Aloe vera, Holunder, Lavendel, Ringelblume, Schafgarbe, Thymian

Rezepte: Kamillen-Creme: Seite 132

Ätherische Öle: Teebaum, Bergamotte, Cajeput, Geranie, Kamille, Lavendel, Melisse, Pfefferminze, Zitrone

Hausmittel: Heilerde, Quarkwickel, Kohlwickel, Schwedenkräuter, Propolis

Verhalten: Entzündeten Körperbereich schonen

Erkältung

Die häufigsten Beschwerden bei Erkältungen sind Schnupfen, Husten, Halsschmerzen und manchmal auch Fieber.

Wenn die Erkältung erst einmal ausgebrochen ist, kann man ihre Dauer meistens nicht wesentlich beeinflussen. Doch die Schwere der Symptome lässt sich mit einer geeigneten Behandlung erheblich lindern.

Heilkräuter helfen sehr gut gegen die verschiedenen Beschwerden einer Erkältung. Man kann sie einzeln behandeln oder mit einer Teemischung, die gegen alle Erkältungssymptome hilft (siehe Seite 91).

Wann zum Arzt: Bei Fieber über 39°C

Schulmedizin: Medikamente zum Lindern der Symptome

Heilpflanzen: Angelika, Fenchel, Frauenmantel, Holunder, Ingwer, Kamille, Königskerze, Linde, Meerrettich, Melisse, Pfefferminze, Salbei, Sonnenhut, Spitzwegerich, Thymian, Zimt

Teemischung: Erkältungs-Tee: Seite 91, Kräuter-Säckchen mit Kamille: Seite 102

Rezepte: Erkältungs-Tropfen: Seite 109, Bären-Balsam: Seite 126, Bärchen-Balsam: Seite 127

Ätherische Öle: Angelika, Anis, Bergamotte, Cajeput, Eukalyptus, Fenchel, Ingwer, Melisse, Myrte, Pfefferminze, Rosmarin, Salbei, Teebaum, Thymian, Wacholder, Zitrone

Hausmittel: Dampfbad, Propolis, Schwedenkräuter

Verhalten: Bei Fieber Bettruhe, viel Ruhe

Fieber

Bei Fieber erhöht sich die Körpertemperatur. Dies ist im Grunde genommen eine sinnvolle Maßnahme des Körpers, um Krankheitserreger zu zerstören. Fieber ist also in erster Linie eine körpereigene Heilmethode. Allerdings ist Fieber auch ein deutliches Zeichen, dass man krank ist.

Wenn Fieber sehr hoch wird, über 39,5°C, dann wird die Belastung für den Körper so groß, dass Fieber schädlich wird. Solch hohes Fieber sollte möglichst gesenkt werden. Ab 40°C Körpertemperatur sollte unbedingt der Arzt gerufen werden.

Zum Senken des Fiebers haben sich kühle Wadenwickel bewährt. Die Wadenwickel kann man mit verdünnten Schwedenkräutern oder Essig verstärken.

Wann zum Arzt: Wenn das Fieber über 39,5°C ansteigt

Schulmedizin: Fiebersenkende Mittel

Heilpflanzen: Holunder, Ingwer, Kamille, Linde, Melisse

Hausmittel: Wadenwickel, Schwedenkräuter

Verhalten: Bettruhe, viel trinken

Frühjahrsmüdigkeit

Ausgerechnet wenn im Frühling das Wetter wieder wärmer wird, sind viele Menschen ständig müde. Diese Frühjahrsmüdigkeit ist eine typische Folge des Winters mit seinen langen Nächten, wenig Bewegung und wenig frischer Nahrung.

Gegen die Frühjahrsmüdigkeit hilft guter Schlaf, Bewegung an frischer Luft und eine vitaminreiche Ernährung.

Als Heilpflanzen helfen entgiftende Kräuter, bevorzugt solche, die im Frühjahr schon wachsen.

Heilpflanzen: Birke, Brennnessel, Löwenzahn

Teemischung: Frühjahrs-Tee: Seite 91

Hausmittel: Schwedenkräuter, Wechselduschen

Verhalten: Frische Luft, Bewegung, ausreichend Schlaf

Furunkel - Karbunkel

Furunkel sind wie besonders dicke Pickel. Die Talgdrüse eines Körperhaares ist entzündet und schmerzt. Es kommt zu einer rötlichen Schwellung. Nach einer Weile entsteht Eiter, der manchmal durch die Haut hindurch als gelblicher Fleck zu sehen ist.

Furunkel treten häufig im Bereich des Gesäßes auf. Man hat dann Schmerzen beim Sitzen. Auch andere Stellen, die viel Druck aushalten müssen, sind oft von Furunkeln betroffen.

Bei häufigen und sehr schmerzhaften Furunkeln sollte man unbedingt einen Arzt aufsuchen. Nur kleine Furunkel darf man selbst behandeln.

Wichtig ist es, dass man den Bereich rund um den Furunkel sehr sauber hält, damit sich die Krankheits-Erreger nicht weiter ausbreiten können.

Mit Kamillen-Creme kann man einen Umschlag machen, den man mehrere Stunden oder über Nacht aufliegen lässt. Bei Bedarf kann man den Umschlag wiederholen. Der Umschlag hilft dem Furunkel beim Heranreifen.

Entweder schrumpft der Furunkel dann von selber oder er öffnet sich und der Eiter entleert sich. In diesem Fall sollte man die offene Stelle anschließend sehr sorgfältig mit einer desinfizierenden Lösung reinigen und anschließend mit einem Pflaster schützen.

Wann zum Arzt: Bei sehr schmerzhaften oder häufigen Furunkeln

Schulmedizin: Zugsalbe, Antibiotika, chirurgische Öffnung

Heilpflanzen: Holunder, Kamille, Ringelblume, Sonnenhut, Spitzwegerich, Thymian

Ätherische Öle: Teebaum, Kamille, Lavendel, Sandelholz, Thymian

Hausmittel: Heilerde, Propolis, Schwedenkräuter

Verhalten: Nicht am Furunkel herumdrücken, sehr sauber halten.

Gallenkolik

Bei einer Gallenkolik versucht die Galle einen Gallenstein auszutreiben. Wenn es bei diesem Versuch zu Blockierungen in den Gallenwegen kommt, gibt es in der Gallenblase eine Stauung. Sie schwillt schmerzhaft an und zieht sich krampfartig zusammen.

Dadurch kommt es zu starken Schmerzen im rechten Oberbauch. Gallenkoliken können nach besonders schweren Mahlzeiten auftreten, aus heiterem Himmel oder wenn man eine Fastenkur macht.

Beim ersten Auftreten einer Gallen-Kolik sollte man unbedingt einen Arzt aufsuchen, um die Situation in der Gallenblase abklären zu lassen. Wenn die Schmerzen sehr stark sind, muss der Notarzt gerufen werden.

Wann zum Arzt: Bei starken Schmerzen im rechten Oberbauch

Schulmedizin: Entkrampfende Mittel, Schmerzmittel, Operation

Heilpflanzen: Baldrian, Fenchel, Pfefferminze, Schafgarbe

Hausmittel: Wärmflasche, Propolis, Schwedenkräuter

Gallenschwäche

Die Gallenblase dient der Aufbewahrung des Gallensaftes. Der Gallensaft wird für die Fettverdauung gebraucht und von der Leber hergestellt.

Wenn die Gallenblase schwach ist, kann sie nicht genügend Gallensaft speichern. Bei fettreichen Mahlzeiten steht dann nicht genügend Gallensaft zur Verdauung zur Verfügung.

Mit Kräutern kann man die Leber anregen, mehr Gallensaft zu produzieren. Außerdem wird die Gallenblase gestärkt.

Zur Behandlung der Gallenschwäche kann man die Kräuter innerlich anwenden. Außerdem kann man etwa einmal in der Woche einen Leber-Umschlag auflegen.

Wann zum Arzt: Bei erheblichen Verdauungsbeschwerden

Schulmedizin: Medikamente

Heilpflanzen: Mariendistel, Artischocke, Javanische Gelbwurz, Bärentraubenblätter, Löwenzahn, Pfefferminze, Ringelblume, Salbei, Wegwarte

Hausmittel: Propolis, Schwedenkräuter

Gallensteine

Gallensteine (Gallengrieß) entstehen wenn der Gallensaft in der Gallenblase zu konzentriert ist. Durch die hohe Konzentration bilden sich Kristalle, die zu Steinen heranwachsen.

Gallensteine können entstehen, wenn man nicht genug trinkt. Daher ist es wichtig, immer 2-3 l Wasser täglich zu trinken. Außerdem gibt es mehrere Faktoren, die die Entstehung von Gallensteine fördern, beispielsweise familiäre Veranlagung, Übergewicht, mittleres Lebensalter, heller Hauttyp und Östrogen-Dominanz.

Wann zum Arzt: Bei Schmerzen im rechten Oberbauch

Schulmedizin: Medikamente, Operation

Heilpflanzen: Mariendistel, Artischocke, Javanische Gelbwurz, Bärentraubenblätter, Löwenzahn, Pfefferminze

Hausmittel: Wasser trinken, Propolis, Schwedenkräuter

Verhalten: Fette Nahrung und schwere Mahlzeiten meiden, ausreichend trinken, keine strengen Diäten durchführen

Gelenkentzündungen

Gelenkentzündungen können zahlreiche Ursachen haben. Die bekannteste, aber nicht die häufigste Ursache ist die Polyarthritis, auch Rheuma genannt (siehe Seite 186). Viel häufiger schmerzen die Gelenke jedoch aufgrund von Arthrose (siehe Seite 150) oder Gicht (siehe Seite 168).

Bei häufiger auftretenden Gelenkschmerzen sollte unbedingt die Ursache ärztlich abgeklärt und behandelt werden.

Mit Heilkräutern kann man in akuten Fällen Umschläge anlegen. Um weitere Gelenksentzündungen zu verhindern, kann man die empfindlichen Gelenke regelmäßig mit Bären-Balsam einreiben.

Wann zum Arzt: Bei häufigen oder starken Gelenkschmerzen

Schulmedizin: Medikamente, Salben, manchmal Operation

Heilpflanzen: Teufelskralle, Arnika, Brennnessel, Königskerze, Löwenzahn, Mistel, Thymian, Wacholder

Ätherische Öle: Angelika, Cajeput, Geranie, Ingwer, Kamille, Lavendel, Pfefferminze, Teebaum, Wacholder, Zitrone

Hausmittel: Propolis, Heilerde, Schwedenkräuter

Geschwollene Füße

Geschwollene Füße treten meistens dann auf, wenn das Herz aus verschiedenen Gründen nicht in der Lage ist, das Blut aus den Füßen vollständig abzupumpen. Das Blut staut sich in den Füßen und Flüssigkeit tritt ins Gewebe aus. Dadurch schwellen die Füße an.
Wenn eine echte Herzschwäche vorliegt, sollte sie unbedingt ärztlich behandelt werden.

Häufig ist das Herz aber nur in bestimmten Situationen überfordert. Dies ist beispielsweise an besonders heißen Tagen der Fall, oder wenn man den ganzen Tag auf den Beinen war. Auch Hormonstörungen, wie sie beispielsweise vor der Periode oder in den Wechseljahren auftreten können, können geschwollene Füße verursachen.

Wenn die Füße geschwollen sind, sollte man sie nach Möglichkeit hoch legen. Hilfreich kann auch ein kaltes Fußbad, ein kalter Fußguss oder Wassertreten sein.

Man kann geschwollene Füße auch mit Rosskastanien-Creme einreiben oder man legt einen kühlen Pfefferminze-Umschlag auf.

Unterstützt werden diese äußeren Maßnahmen durch die Einnahme von Rosskastanien-Tropfen oder Tee. Dadurch wird der ganze Körper belebt und die Flüssigkeit kann leichter aus den Füßen abtransportiert werden.

Wann zum Arzt: Bei häufigen oder stark geschwollenen Füßen

Schulmedizin: Entwässernde Medikamente

Heilpflanzen: Rosskastanie, Birke, Brennnessel, Goldrute, Holunder, Löwenzahn, Schachtelhalm, Wacholder, Weißdorn

Rezepte: Rosskastanien-Creme: Seite 133, Bären-Balsam: Seite 126

Hausmittel: Kaltes Fußbad, Schwedenkräuter

Verhalten: Füße hochlegen, Gehen statt stehen, Beingymnastik

Gicht

Die Gicht ist eine gelenkschädigende Stoffwechselerkrankung. Bei der Gicht kann die Harnsäure nicht vollständig ausgeschieden werden. Zu viel Harnsäure verbleibt dadurch im Blut. Diese Harnsäure lagert sich in den Gelenken ab und kristallisiert dort zum scharfkantigen Steinchen.

Diese Harnsäure-Kristalle können in den Gelenken zu Entzündungen führen. Häufig kommt es dadurch zu einem akuten Gichtanfall, der meistens das Großzehengelenk betrifft.

Beim akuten Gichtanfall schwillt das betroffene Gelenk sehr schmerzhaft an. Jede Berührung tut stark weh und man kann auch nicht mehr gehen.

Ein akuter Gichtanfall sollte unbedingt ärztlich behandelt werden. Zur Linderung wird meistens ein Colchicin-Präparat verabreicht (Gift der Herbstzeitlose).

Mit kühlender Pfefferminze, Schwedenkräutern, Kohl oder Quark kann man zur Linderung der Schmerzen einen Umschlag auflegen.

Wenn der Gichtanfall abgeklungen ist, kann man Kräuter innerlich anwenden, um die Stoffwechselprozesse zu fördern.

Siehe: www.gesundheitsratgeber-gicht.de

Wann zum Arzt: Beim akuten Gichtanfall

Schulmedizin: Medikamente, z.B. Colchicin, Allopurinol

Heilpflanzen: Birke, Brennnessel, Angelika, Goldrute, Johanniskraut, Kamille, Löwenzahn, Thymian, Wacholder

Teemischung: Stoffwechsel-Tee: Seite 96

Hausmittel: Weißkohl-Umschläge, Quark-Umschläge, Schwedenkräuter

Verhalten: Purinarm ernähren, d.h. keine Innereien, wenig Fleisch.

Grippe

Die Grippe ist im Gegensatz zur fieberhaften Erkältung (siehe Seite 163) eine schwere Erkrankung, die meistens mit plötzlichem Beginn und erheblichen Gliederschmerzen einhergeht. Trotz der unterschiedlichen Schwere werden beide Krankheiten im Volksmund als Grippe bezeichnet.

Wenn man bei Grippe Fieber hat, sollte man sich ins Bett legen und reichlich trinken.

Gegen die Symptome helfen zahlreiche Heilpflanzen und Hausmittel.

Wann zum Arzt: Bei Fieber über 39,5°C.

Schulmedizin: Medikamente, z.B. Neuraminidasehemmer

Heilpflanzen: Holunder, Ingwer, Kamille, Linde, Meerrettich, Pfefferminze, Sonnenhut, Thymian, Zimt

Hausmittel: Wadenwickel, Dampfbad, Schwedenkräuter

Verhalten: Bettruhe

Hämorrhoiden

Hämorrhoiden sind juckende Gefäßpolstervergrößerungen am Darmausgang. Häufig stören sie beim Sitzen.

Da sich die Beschwerden durch Hämorrhoiden verstärkten, wenn man unter Verstopfung leidet, kann man Schwedenkräuter innerlich anwenden, um die Verstopfung zu beheben.

Äußerlich kann man die Hämorrhoiden mit Kamillen-Creme oder Rosskastanien-Creme einreiben.

Wann zum Arzt: Bei starken Beschwerden

Schulmedizin: Ernährungsumstellung, chirurgische Eingriffe

Heilpflanzen: Rosskastanie, Aloe vera, Hirtentäschel, Kamille, Ringelblume, Schafgarbe, Spitzwegerich, Wegwarte

Hausmittel: Sitzbäder, Propolis, Schwedenkräuter

Verhalten: Für weichen Stuhlgang sorgen (siehe Verstopfung Seite 194).

Halsschmerzen - Halsentzündung

Halsschmerzen treten oft im Rahmen einer Erkältung auf oder auch alleinstehend, meist als Mandelentzündung.

Wenn es bei Halsschmerzen zu Fieber kommt, sollte man den Arzt konsultieren, denn es könnte eine bakterielle Mandelentzündung (Angina - siehe Seite 179) sein, die schwerwiegende Folgen nach sich ziehen kann.

Mit einem lauwarmen Salbei-Tee kann man gurgeln, um die Halsschmerzen zu lindern.

Wann zum Arzt: Bei Fieber mit Halsschmerzen

Schulmedizin: Antibiotika, Gurgel-Mittel

Heilpflanzen: Salbei, Anis, Fenchel, Frauenmantel, Kamille, Königskerze, Sonnenhut, Spitzwegerich, Thymian

Hausmittel: Propolis, Schwedenkräuter, Honig

Verhalten: Stimme schonen, auf Wunsch Schal um den Hals

Hautentzündungen

Hautentzündung ist ein allgemeiner Begriff für alle Arten von entzündlichen Hauterkrankungen. Dazu gehören Ekzeme (siehe Seite 161), die nicht von Krankheitserregern verursacht werden, aber auch infektiöse Entzündungen der Haut.

Unabhängig von der Ursache können Heilpflanzen die Entzündungen der Haut verringern und Schmerzen und Juckreiz lindern.

Wann zum Arzt: Bei Fieber oder starken Beschwerden.

Schulmedizin: Je nach Ursache, z.B. lokale Antibiotika

Heilpflanzen: Kamille, Aloe vera, Frauenmantel, Johanniskraut, Lavendel, Löwenzahn, Ringelblume, Salbei, Schachtelhalm, Schafgarbe, Sonnenhut, Spitzwegerich, Thymian

Teemischung: Haut-Tee: Seite 95

Rezepte: Kamillen-Creme: Seite 132, Ringelblumen-Salbe: Seite 125, Neurodermitis-Creme: Seite 133

Ätherische Öle: Teebaum, Angelika, Bergamotte, Cajeput, Geranie, Lavendel, Melisse, Myrte, Pfefferminze, Rose, Salbei, Sandelholz, Schafgarbe, Thymian, Zitrone

Hausmittel: Propolis

Herzschwäche

Eine Herzschwäche ist häufiger als man denkt. Man erkennt sie oft an Kurzatmigkeit, geschwollenen Füßen und Schwäche.

Relativ häufig kommt eine Herzschwäche bei älteren Menschen vor. Auch stark Übergewichtige leiden häufig unter Herzschwäche, weil das Herz mit dem hohen Gewicht überfordert ist.

Eine Herzschwäche ist eine schwere Erkrankung und gehört in die Hand des Arztes. Mit Heilpflanzen kann man die Herzschwäche begleitend behandeln. Bei einer leichten Herzschwäche reichen manchmal auch Heilpflanzen alleine als Behandlung.

Wann zum Arzt: Bei Verdacht auf Herzschwäche

Schulmedizin: Herzstärkende Medikamente, z.B. Digitalis

Heilpflanzen: Weißdorn, Mistel, Pfefferminze, Rosmarin, Schafgarbe, Zimt

Ätherische Öle: Pfefferminze, Rosmarin, Zitrone

Hausmittel: Wasseranwendungen, Schwedenkräuter

Verhalten: Sanfte Bewegung sofern vom Arzt erlaubt, Abnehmen, falls erforderlich und möglich.

Husten

Husten ist eine Erkrankung der Bronchien und der Luftröhre. Bei Husten sind diese Atemwege gereizt und entzündet. Der entstehende Schleim wird unter Geräuschentwicklung ruckartig nach oben befördert. Dieser Vorgang wird als Husten bezeichnet.

Meistens tritt Husten zusammen mit einer Erkältung (siehe Seite 163) auf, manchmal aber auch als einziges Symptom. Solch ein Husten ist meistens eine Bronchitis (siehe Seite 157).

Es gibt zahlreiche hustenlindernde Heilpflanzen. Einige davon lösen den Schleim, andere fördern den Auswurf und wieder andere wirken gegen die Krankheitserreger des Hustens. Husten-Heilkräuter mit vielen ätherischen Ölen befreien auch die Atemwege, sodass man wieder leichter atmen kann. Am besten kombiniert man die Kräuter so, dass alle Wirkungen gemeinsam zum Einsatz kommen.

Wann zum Arzt: Bei Fieber oder starken Beschwerden.

Schulmedizin: Husten-Medikamente, evtl. Antibiotika

Heilpflanzen: Fenchel, Angelika, Anis, Holunder, Ingwer, Kamille, Königskerze, Lavendel, Linde, Meerrettich, Melisse, Salbei, Spitzwegerich, Thymian, Wacholder

Teemischung: Husten-Tee: Seite 92

Rezepte: Husten-Tropfen: Seite 109, Spitzwegerich-Sirup: Seite 110, Bären-Balsam: Seite 126, Bärchen-Balsam: Seite 127

Ätherische Öle: Thymian, Anis, Eukalyptus, Fenchel, Ingwer, Myrte, Pfefferminze, Rosmarin, Wacholder

Hausmittel: Dampfbad, Propolis

Infektionskrankheiten

Infektionen können durch Bakterien, Viren und andere Krankheitserreger verursacht werden.

Durch diese Krankheitserreger kann es zu ganz unterschiedlichen Krankheiten kommen, insofern ist das Thema "Infektionskrankheiten" nur ein unspezifischer Überbegriff. Infektionskrankheiten können sich durch Fieber, Schnupfen, Husten, Erbrechen, Durchfall und zahlreiche andere Symptome äußern.

Mit einem starken Immunsystem ist man besser in der Lage, Infektionen frühzeitig abzuwehren. Dadurch können die Krankheiten verhindert oder abgemildert werden.

Wann zum Arzt: Bei Verdacht auf eine schwere Infektionskrankheit

Heilpflanzen: Sonnenhut, Ingwer, Linde, Meerrettich, Rosmarin, Salbei, Sonnenhut

Ätherische Öle: Teebaum, Angelika, Bergamotte, Cajeput, Kamille, Lavendel, Myrte, Pfefferminze, Salbei, Sandelholz, Thymian, Zitrone

Hausmittel: Kaltwasser-Anwendungen, Schwedenkräuter, Propolis

Verhalten: Bei Fieber Bettruhe, viel Ruhe

Insektenstiche

Insektenstiche reichen von lästigen aber harmlosen Mückenstichen bis hin zu Bienenstichen.

Man sollte Insektenstiche nicht kratzen, damit sie sich entzünden.

Heilkräuter können gegen die Schmerzen und den Juckreiz durch Insektenstiche lindernd wirken.

Wann zum Arzt: Bei allergischen Reaktionen

Schulmedizin: Antiallergische Medikamente

Heilpflanzen: Aloe vera, Goldrute, Kamille, Melisse, Salbei, Spitzwegerich

Rezepte: Bären-Balsam: Seite 126

Ätherische Öle: Lavendel, Melisse, Myrte, Pfefferminze, Teebaum

Hausmittel: Halbierte Zwiebel auflegen, Propolis, Schwedenkräuter

Verhalten: nicht kratzen

Juckreiz

Juckreiz kann sehr verschiedene Ursachen haben, z.B. Allergien, trockene Haut, Heilungsphase nach Verletzungen, Insektenstiche, Alter, Diabetes, Vitamin B12-Mangel, Übersäuerung, Parasiten-Befall.

Bei ungeklärtem Juckreiz ist es zunächst wichtig, die Ursache heraus zu finden. Die Behandlung der Ursache ist im Allgemeinen wirksamer als eine reine Symptombekämpfung, zumindest, wenn es sich um eine behandelbare Ursache handelt.

Wann zum Arzt: bei ungeklärtem Juckreiz

Schulmedizin: Antihistaminika, Kortison

Heilpflanzen: Aloe vera, **Lavendel**, Birke, Kamille, Melisse,

Teemischung: Haut-Tee: Seite 95

Rezepte: Neurodermitis-Creme: Seite 133, Kamillen-Creme: Seite 132

Ätherische Öle: Teebaum, Lavendel, Bergamotte, Geranie, Kamille

Hausmittel: Propolis, Schwedenkräuter, Kaltwasser-Anwendungen

Verhalten: nicht kratzen

Kalte Füße

Durchblutungsstörungen können kalte Füße verursachen. Daher ist es wichtig, die Durchblutung in den Füßen anzuregen. Außerdem sollte man ausreichend dicke Socken anziehen, damit die Füße nicht zu viel Wärme an die Umgebung verlieren.

Kalte Füße sind nicht nur unangenehm, sie können auch Blasenentzündungen (siehe Seite 154) auslösen. Daher sollte man kalte Füße nicht auf die leichte Schulter nehmen.

Wann zum Arzt: Bei Empfindungsstörungen in den Füßen

Schulmedizin: Medikamente zur Durchblutungsförderung

Heilpflanzen: Ingwer, Rosmarin, Rosskastanie, Schachtelhalm, Schafgarbe

Ätherische Öle: Angelika, Pfefferminze, Rosmarin, Wacholder

Rezepte: Johanniskraut-Öl: Seite 115, Rosskastanien-Creme: Seite 133, Muskelentspannungs-Creme: Seite 132

Hausmittel: Fußbäder, Propolis, Schwedenkräuter

Verhalten: warme Socken anziehen.

Kehlkopfentzündung - Heiserkeit

Kehlkopfentzündungen können durch Bakterien, Viren oder physikalische Reize verursacht werden. Auch eine Überbeanspruchung der Stimme kann eine Kehlkopfentzündung mit Heiserkeit hervorrufen.

Häufig kommt es auch zu Hustenreiz oder Räusperzwang. In schweren Fällen kann die Entzündung bis in die Luftröhre absteigen.

Mit Heilpflanzen kann man eventuelle Krankheitserreger bekämpfen und die Entzündung lindern.

Wann zum Arzt: Bei Fieber mit Halsschmerzen, Heiserkeit länger als drei Wochen

Schulmedizin: Antibiotika, Gurgel-Mittel

Heilpflanzen: Salbei, Holunder, Kamille, Königskerze, Sonnenhut, Thymian

Hausmittel: Propolis, Schwedenkräuter, Honig

Verhalten: Stimme schonen

Kopfschmerzen

Kopfschmerzen können sehr verschiedene Ursachen haben. Sie reichen von Spannungskopfschmerzen bis hin zu Migräne (siehe Seite 180).

Die Behandlung sollte sich vor allem nach der Ursache richten, denn so kann sie die Kopfschmerzen am effektivsten heilen.

Einige lindernde Behandlungsmethoden helfen jedoch bei den meisten Arten von Kopfschmerzen zumindest so, dass man sie besser erträgt.

Da Spannungskopfschmerzen besonders häufig sind, hat man besonders gute Erfolge, wenn man Verkrampfungen im Bereich des Nackens, der Schultern und des Kopfansatzes behandelt. Dazu helfen Wärmeanwendungen sehr gut. Auch eine Nackenmassage kann manchmal kleine Wunder wirken.

Wann zum Arzt: Bei häufigen Kopfschmerzen oder bei sehr plötzlichem Beginn

Schulmedizin: Schmerzmittel

Heilpflanzen: Anis, Bärentraubenblätter, Baldrian, Fenchel, Johanniskraut, Ingwer, Kamille, Lavendel, Linde, Melisse, Pfefferminze, Ringelblume, Rosmarin, Wacholder

Rezepte: Bären-Balsam auf Schläfen und Stirn: Seite 126

Ätherische Öle: Pfefferminze, Lavendel, Melisse, Rose, Wacholder, Zimt

Hausmittel: Wärmeanwendungen im Nackenbereich, Propolis, Schwedenkräuter

Verhalten: Nacken-Massage, Vorbeugende Nackengymnastik, um Verspannungen zu vermeiden.

Krämpfe

Krämpfe können aus verschiedenen Gründen auftreten, beispielsweise durch Magnesiummangel, Kalziummangel oder aus psychischen Gründen.

Bei Krämpfen kann man zwischen Krämpfen des Bewegungsapparates wie beispielsweise Wadenkrämpfen und Krämpfen der inneren Organe, wie beispielsweise Darmkrämpfe unterscheiden.

Erstere hängen häufiger mit Mangelerscheinungen oder Überbeanspruchung zusammen, letztere häufiger mit Stress oder inneren Erkrankungen, beispielsweise Darminfektion.

Am besten ist es, wenn man die Ursache der Krämpfe behandelt.

Zusätzlich kann man entkrampfende Heilpflanzen einsetzen, um die Beschwerden zu lindern.

Wann zum Arzt: Bei regelmäßigen Krämpfen

Schulmedizin: Medikamente, je nach Ursache, Magnesium, Kalzium

Heilpflanzen: Baldrian, Angelika, Anis, Fenchel, Johanniskraut, Kamille, Lavendel, Melisse, Pfefferminze, Wacholder

Ätherische Öle: Lavendel, Angelika, Melisse, Pfefferminze, Wacholder

Hausmittel: Wärmeanwendungen, Schwedenkräuter

Krampfadern

Krampfadern entstehen durch Venenschwäche. Solche Venen sind häufig veranlagungsbedingt. Langes Stehen, Bewegungsmangel und Übergewicht können die Entstehung von Krampfadern zusätzlich begünstigen.

Bei Krampfadern kann es zusätzlich zu Venenentzündungen kommen, was die Problematik noch erschwert.

Achtung!

Keine Beinmassage bei Krampfadern wegen Thrombose-Gefahr!

Wann zum Arzt: Bei Schmerzen durch die Krampfadern

Schulmedizin: Salben, Operation

Heilpflanzen: Rosskastanie, Hirtentäschel, Mistel, Ringelblume, Schachtelhalm, Schafgarbe, Wacholder

Rezepte: Rosskastanien-Creme: Seite 133

Hausmittel: kalte Beingüsse, Propolis, Schwedenkräuter

Verhalten: Beingymnastik, Gehen statt stehen, Beine hochlegen

Kreislaufbeschwerden

Niedriger oder auch hoher Blutdruck können zu Kreislaufbeschwerden führen. Diese sind mit Schwindel und Schwäche verbunden.

In schweren Fällen kann der Schwindel oder eine kurze Ohnmacht dazu führen, dass man auf den Boden fällt. Dabei kann man sich mitunter schwer verletzen. Daher ist es wichtig, dass man die Kreislaufschwäche sorgfältig behandelt.

Wenn der Kreislauf schwächelt und man ist weit entfernt von seiner Hausapotheke, kann man ihn durch Kneifen in die Ohrläppchen wieder etwas beleben.

Wann zum Arzt: Bei starken oder dauerhaften Beschwerden

Schulmedizin: Medikamente je nach Ursache

Heilpflanzen: Weißdorn, Angelika, Hirtentäschel, Mistel, Rosmarin, Rosskastanie, Schafgarbe

Hausmittel: Wasseranwendungen, Schwedenkräuter

Verhalten: Frische Luft, regelmäßige Bewegung, ausreichend Schlaf

Lippenentzündung

Durch trockene Luft, vor allem im Winter, und häufiges Lecken können sich die Lippen entzünden.

Auch sehr häufiges Benutzen von Lippenpflegestiften kann die Lippen so empfindlich machen, dass man gar nicht mehr ohne Lippenpflege auskommt. Dann sollte man sich die Lippenpflegestifte langsam abgewöhnen.

Wenn schmerzende Bläschen an den Lippen entstehen, ist dies häufig ein Herpes. Gegen Lippenherpes hilft echtes ätherisches Melissenöl. Inzwischen gibt es etliche Fertigprodukte, die Melissenöl enthalten.

Wann zum Arzt: bei langwierigen Beschwerden

Schulmedizin: Salben, z.B. Zink-Salbe

Heilpflanzen: Ringelblume, Kamille, Melisse

Hausmittel: Honig, Propolis

Verhalten: Lippen nicht ablecken

Magenbeschwerden

Magenbeschwerden können ganz verschiedene Ursachen und Ausprägungen haben. Der Magen kann durch eine Infektion oder verdorbenes

Essen entzündet sein. Er kann auch durch zu viel Essen überlastet sein oder durch Stress nur schwach arbeiten.

Am besten behandelt man die Ursache der Magenprobleme.

Heilpflanzen können den Magen stärken und die Beschwerden lindern.

Wann zum Arzt: Bei länger andauernden Magenbeschwerden

Schulmedizin: Medikamente, je nach Ursache

Heilpflanzen: Anis, Baldrian, Brennnessel, Fenchel, Ingwer, Johanniskraut, Kamille, Lavendel, Löwenzahn, Melisse, Pfefferminze, Ringelblume, Salbei, Spitzwegerich, Thymian, Wacholder, Zimt

Teemischung: Verdauungs-Tee: Seite 92

Rezepte: Magen-Bitter: Seite 109

Hausmittel: Wärmflasche, Heilerde, Schwedenkräuter

Verhalten: gut kauen, in Ruhe essen, kleine Mahlzeiten

Magen-Darm-Grippe

Eine Magendarmgrippe ist eine Infektion der Verdauungsorgane. Sie geht meistens mit Erbrechen und Durchfall einher.

Als Verursacher kommen Viren und Bakterien in Frage. In den letzten Jahren ist der Norovirus der häufigste Verursacher von Magendarm-grippen bekannt geworden. Eine Norovirus-Infektion beginnt meistens sehr plötzlich mit starken Beschwerden und großer Schwäche. Der Norovirus ist sehr ansteckend und wird vor allem durch schmutzige Hände übertragen. Daher ist gute Hygiene mit häufigem Händewaschen, vor allem nach dem Toilettengang, sehr wichtig, um eine Norovirus-Erkrankung zu verhindern. Diese Maßnahmen schützen auch vor anderen Krankheitserregern von Magen-Darm-Grippe.

Der Flüssigkeitsverlust durch das Erbrechen und den Durchfall ist die gefährlichste Folge einer Magen-Darm-Grippe. Daher ist es wichtig, sehr viel zu trinken, um die verlorene Flüssigkeit zu ersetzen. Man braucht auch Salz und andere Mineralien, daher empfehlen sich Salzstangen oder eine Gemüsebrühe. Ansonsten sollte man bei einer akuten Magen-Darm-Grippe möglichst nichts essen und wenn, dann nur sehr leicht, z.B. Zwieback oder Haferschleim.

Mit Kräutertees kann man die Beschwerden etwas lindern.

Wann zum Arzt: Bei Fieber oder starkem Flüssigkeitsverlust.

Schulmedizin: Infusion, Mineralsalz-Ersatz

Heilpflanzen: Kamille, Fenchel, Johanniskraut, Pfefferminze, Ringelblume, Spitzwegerich

Hausmittel: Wärmflasche

Verhalten: viel trinken, Salzstangen essen, Zwieback essen, viel Ruhe

Mandelentzündung - Angina

Mandelentzündungen werden häufig durch Bakterien verursacht und können schwere, fieberhafte Erkrankungen sein.

Bei einer Mandelentzündung hat man Halsschmerzen (siehe Seite 170) und meistens auch Fieber. Das Fieber kann relativ hoch sein, über 39°C.

Wegen der Gefahr des Übergreifens auf das Herz, darf man Mandelentzündungen nicht auf die leichte Schulter nehmen. Eine starke Mandelentzündung muss daher mit Antibiotika behandelt werden.

Wann zum Arzt: Bei Fieber mit Halsschmerzen

Schulmedizin: Antibiotika, Gurgel-Mittel

Heilpflanzen: Salbei, Holunder, Kamille, Meerrettich, Sonnenhut

Hausmittel: Gurgeln mit Propolis-Tinktur, Schwedenkräuter

Verhalten: Bettruhe

Menstruationsbeschwerden

Viele Frauen leiden während ihrer Periodenblutung unter schmerzhaften Krämpfen. Durch solche Krämpfe kann die sonst nur lästige Blutung zu einem ausgeprägten Krankheitsgefühl führen.

Auch andere Beschwerden können vor und während der Monatsblutung auftreten, beispielsweise Stimmungsschwankungen, Rückenschmerzen, Kopfschmerzen.

Ein in Ruhe getrunkener Frauentee und eine Wärmflasche können in vielen Fällen sehr gut helfen.

Wann zum Arzt: Bei starken Schmerzen

Schulmedizin: Krampflösende Medikamente

Heilpflanzen: Schafgarbe, Angelika, Baldrian, Brennnessel, Fenchel, Frauenmantel, Hirtentäschel, Ingwer, Johanniskraut, Kamille, Melisse, Pfefferminze, Ringelblume, Thymian, Wacholder, Zimt

Teemischung: Frauen-Tee: Seite 96

Hausmittel: Wärmflasche, Schwedenkräuter

Migräne

Migräne ist eine besondere Kopfschmerzart, die meistens einseitig auftritt und mehrere Tage andauern kann. Das Leben vieler Betroffener ist durch die Migräne nachhaltig beeinträchtigt.

Die Migräne wird häufig durch krampfartige Gefäßerweiterungen im Gehirn ausgelöst. Auch steht sie oft mit hormonellen Schwankungen oder Stress in Verbindung. Es gibt aber auch zahlreiche andere Ursachen für Migräne.

Bei einem akuten Migräne-Anfall braucht man meistens mindestens mittelstarke Schmerzmittel, um den Schmerz zu lindern. Mit Kräutern kann man nur bei leichten Fällen etwas ausrichten.

Gute Linderung verspricht es, wenn man sich in einen dunklen, ruhigen Raum legen kann. Wichtig ist, dass man einen beginnenden Migräne-Anfall schnell behandelt, damit die Schmerzen gar nicht erst so stark werden. Wenn man abwartet, bis die Schmerzen unerträglich werden, entsteht ein Kreislauf, der sich selbst erhält, und den Migräne-Anfall schlimm und lang andauernd macht.

Mit Pestwurz-Präparaten kann man eine Kur durchführen. Solch eine Kur bewirkt, dass die Migräne-Anfälle seltener werden und leichter verlaufen. Um schädliche Pyrrolizidinalkaloide zu vermeiden, sollte man unbedingt ein Fertigpräparat aus der Apotheke dafür verwenden.

Frische Basilikum-Blätter kann man kauen, um einen akuten Migräne-Anfall zu lindern.

Wann zum Arzt: Bei häufigen Migräne-Anfällen

Schulmedizin: Schmerztherapie

Heilpflanzen: Pestwurz, Basilikum, Angelika, Baldrian, Fenchel, Johanniskraut, Lavendel, Linde, Melisse, Pfefferminze, Rosmarin, Schafgarbe, Wacholder

Ätherische Öle: Angelika, Lavendel, Pfefferminze

Hausmittel: Stirn- oder Nackenumschläge, Schwedenkräuter

Verhalten: in ruhiges, dunkles Zimmer legen.

Mundentzündung - Zahnfleischentzündung

Die Mundschleimhaut kann sich durch Bakterien, Viren oder physikalische Reize entzünden. Dies ist mit Schmerzen und Rötungen im Mund verbunden.

Zahnfleischentzündungen können auch durch Zahnstein, Speisereste zwischen den Zähnen oder scharfe Speisen entstehen.

Zur Behandlung und Vorbeugung ist gute Zahnpflege sehr wichtig.

Die akute Entzündung kann man beispielsweise mit Kamillen-Tee oder Salbei-Tee als Spülung behandeln. auch Propolis kann hier sehr gute Dienste leisten.

Wann zum Arzt: Bei starken Schmerzen und Problemen beim Essen.

Schulmedizin: Spülungen, Pinselungen, Mundwasser

Heilpflanzen: Kamille, Salbei, Thymian, Wacholder

Hausmittel: Propolis, Schwedenkräuter

Verhalten: gründliche Zahnpflege zur Vorbeugung

Mundgeruch

Mundgeruch kann durch Entzündungen im Mund- und Rachenraum, Karies, mangelnde Zahnhygiene, Magenprobleme und manche Nahrungsmittel (z.B. Knoblauch) verursacht werden.

Wenn man nichts stark riechendes gegessen hat und leidet trotzdem unter Mundgeruch, sollte man zum Zahnarzt gehen und wenn dieser nichts findet, zu seinem Hausarzt.

Ansonsten hilft sorgfältige Zahnpflege und ein gutes Mundwasser.

Wann zum Arzt: Bei hartnäckigem Mundgeruch

Schulmedizin: Je nach Ursache

Heilpflanzen: Pfefferminze, **Salbei**, Ingwer, Kamille, Thymian, Wacholder

Hausmittel: Propolis, Schwedenkräuter

Verhalten: gründliche Zahnpflege, u.a. mit Zahnseide

Nebenhöhlenentzündung

Nebenhöhlenentzündungen oder Stirnhöhlenentzündungen sind häufig eine Folge von Schnupfen (siehe Seite 189). Sie können leicht chronisch werden oder immer wieder auftreten.

Bei einer Nebenhöhlenentzündung werden die Hohlräume im Oberkiefer und in der Stirn durch Bakterien entzündet. Es kommt zu Schmerzen im Gesicht, verstopfter Nase, Atemproblemen und häufig auch Fieber.

Am besten hilft Meerrettich gegen Nebenhöhlenentzündung. Er wirkt antibiotisch und befreit die Atemwege. Der Meerrettich wird möglichst frisch gerieben eingenommen, etwa drei Mal täglich einen Teelöffel. Wenn man keinen frischen Meerrettich hat, kann man auch Meerrettich aus dem Supermarkt verwenden.

Auch Dampfbäder mit Kamille oder Pfefferminze können gut helfen.

Wann zum Arzt: Bei Fieber

Schulmedizin: Antibiotika

Heilpflanzen: Meerrettich, Ingwer, Kamille, Sonnenhut

Ätherische Öle: Thymian, Cajeput, Eukalyptus, Melisse, Myrte, Pfefferminze, Rosmarin, Salbei, Teebaum

Hausmittel: Propolis, Schwedenkräuter

Nervöse Herzbeschwerden

Viele Herzbeschwerden sind rein nervöser Natur. Das Herz ist in diesen Fällen gesund, aber man leidet unter beängstigenden Beschwerden. Das kann sich in Herzrhythmusstörungen äußern oder auch durch Schmerzen im Brustkorb oder Herzrasen.

Mit Heilpflanzen kann man solche nervösen Herzbeschwerden oft erfolgreich lindern.

Wenn die Beschwerden stark und andauernd sind, sollte man jedoch zum Arzt gehen, um abklären zu lassen, ob es nicht doch ein organisches Problem mit dem Herzen gibt.

Wann zum Arzt: Bei ungeklärten Herzbeschwerden.

Schulmedizin: Je nach Ursache

Heilpflanzen: Weißdorn, Baldrian, Kamille, Melisse, Rosmarin, Wacholder

Nervosität - Unruhe

Bei Nervosität fehlen Ruhe und Entspannung, stattdessen wird das Leben durch innere Unruhe geprägt. Ständige Nervosität kann gesundheitliche Folgen haben, beispielsweise Schlafstörungen oder Verdauungsbeschwerden.

Heilpflanzen können sanft gegen Nervosität helfen.

Doch vor allem ist es wichtig, dass man sein Leben hinterfragt und unnötige Stressfaktoren ausschaltet. Auch Bewegung an frischer Luft kann sehr gut gegen Nervosität helfen.

Wann zum Arzt: Wenn das Leben deutlich beeinträchtigt ist

Schulmedizin: Psychotherapie, Beruhigungsmittel

Heilpflanzen: Baldrian, Johanniskraut, Kamille, Lavendel, Melisse, Rosmarin, Weißdorn

Teemischung: Beruhigungs-Tee: Seite 95

Ätherische Öle: Lavendel, Angelika, Bergamotte, Fenchel, Melisse, Muskatellersalbei, Rose, Sandelholz, Zimt

Hausmittel: Bewegung an frischer Luft, Schwedenkräuter

Neurodermitis

Neurodermitis ist eine Hautkrankheit, die durch stark juckende Ekzeme gekennzeichnet ist. Vor allem Kleinkinder erkranken häufig an Neurodermitis, manchmal aber auch Erwachsene.

Da die Haut von Neurodermitis-Patienten sehr trocken ist, sollte unbedingt auf nährende Hautpflege geachtet werden.

Ernährungsumstellung hilft etwa bei einem Drittel der Betroffenen.

Wenn die Behandlung zu Hause nicht hilft, kann ein Aufenthalt am toten oder am roten Meer gute Hilfe leisten.

Wann zum Arzt: Bei Verdacht auf Neurodermitis

Schulmedizin: Kortisonhaltige Cremes

Heilpflanzen: Aloe vera, Baldrian, Kamille, Lavendel,

Teemischung: Haut-Tee: Seite 95

Rezepte: Neurodermitis-Creme: Seite 133

Ätherische Öle: Lavendel, Rose, Teebaum

Hausmittel: Vitamin-B12-Creme, Olivenöl-Einreibungen, Urea-Cremes, Zink-Salben, Bäder mit verdünnter Chlorbleiche

Verhalten: Langes Duschen und Baden meiden, Duschgels meiden

Niedriger Blutdruck

Niedriger Blutdruck gilt zwar als ungefährlich, aber er kann die Betroffenen erheblich belasten. Zum Schwindel kommt meistens noch eine ausgeprägte Kraftlosigkeit hinzu, die den Alltag deutlich erschwert.

Der Kreislauf kann durch Kaltwasser-Anwendungen wie Wassertreten und Wechselduschen gestärkt werden.

Als Heilpflanze hilft vor allem der Rosmarin, der den Kreislauf ankurbelt. Besonders effektiv sind kalte Armbäder mit Rosmarin-Auszügen.

Wann zum Arzt: bei Ohnmachtsneigung oder starkem Schwindel

Heilpflanzen: Rosmarin, Hirtentäschel

Ätherische Öle: Rosmarin, Anis, Pfefferminze, Zitrone

Hausmittel: Schwedenkräuter, Kaltwasser-Anwendungen,

Verhalten: Sport

Nierenschwäche

Die Niere reinigt das Blut und produziert den Harn. Wenn die Niere schwach oder krank ist, funktioniert die Entgiftung und Entwässerung nicht mehr richtig, was zu Müdigkeit, Schwäche, Ödemen, Juckreiz und zahlreichen anderen Gesundheitsstörungen führen kann.

Damit die Niere gut arbeiten kann, muss man ausreichend trinken (2-3 Liter/Tag). Nur bei echter Niereninsuffizienz ist die Trinkmenge eingeschränkt.

Wann zum Arzt: Bei Verdacht auf Nierenerkrankungen

Schulmedizin: Je nach Ursache

Heilpflanzen: Birke, Bärentraubenblätter, Brennnessel, Goldrute, Holunder, Löwenzahn, Pfefferminze, Schachtelhalm, Schafgarbe, Thymian

Hausmittel: Viel trinken, Kombucha, Schwedenkräuter

Ödeme - Wassereinlagerungen

Ödeme sind Wassereinlagerungen im Gewebe. Sie treten vor allem an Füßen, Händen, im Gesicht und am Bauch auf (siehe auch Seite 167).

Sie können unterschiedliche Ursachen haben, beispielsweise Herzschwäche, langes Stehen, Nierenschwäche oder Hormonschwankungen.

Wann zum Arzt: Bei unerklärlichen Ödemen

Schulmedizin: Medikamente je nach Ursache

Heilpflanzen: Birke, Brennnessel, Goldrute, Holunder, Löwenzahn, Meerrettich, Rosskastanie, Schachtelhalm, Spitzwegerich, Wacholder, Weißdorn

Teemischung: Stoffwechsel-Tee: Seite 96

Hausmittel: Schwedenkräuter

Verhalten: viel trinken

Östrogen-Dominanz

Bei einer Östrogendominanz besteht ein Ungleichgewicht zwischen den Hormonen Östrogen und Progesteron (Gelbkörperhormon) zugunsten des Östrogens.

Diese häufige Störung führt zum Prämenstruellen Syndrom, Wechseljahrsbeschwerden, Übergewicht, Kopfschmerzen und zahlreichen weiteren Beschwerden.

Siehe auch: www.oestrogen-dominanz.de

Wann zum Arzt: Bei starken Beschwerden

Schulmedizin: Progesteron-Creme

Heilpflanzen: Mönchspfeffer, Frauenmantel, Schafgarbe

Teemischung: Frauen-Tee: Seite 96

Hausmittel: Wasser trinken, viel Bewegung, Yoga

Ohrensausen - Tinnitus

Bei Ohrensausen hört man häufig oder ständig Geräusche, die nicht vorhanden sind, z.B. Rauschen, Pfeifen oder Piepsen.

Die Ursache für Ohrensausen liegt manchmal im Ohr begründet, z.B. Ohrenschmalz oder Entzündungen und manchmal auch in einer gestressten Psyche.

Wann zum Arzt: Bei starker Beeinträchtigung des Lebens

Schulmedizin: Medikamente

Heilpflanzen: Baldrian, Linde

Hausmittel: Zwiebelsäckchen, Schwedenkräuter

Verhalten: Autogenes Training

Ohrenschmerzen

Ohrenschmerzen hängen meistens mit Entzündungen im Gehörgang oder Mittelohr zusammen. Die Schmerzen können sehr stark sein und vor allem Kinder stark belasten.

Häufig hängen Ohrenschmerzen mit einer Mittelohrentzündung zusammen, die meistens durch Bakterien verursacht wird. Bei einer Mittelohrentzündung braucht man häufig Antibiotika, um die Bakterien abzutöten.

Ein Zwiebelsäckchen hilft meistens gut gegen Ohrenschmerzen und Entzündungen der Ohren.

Wann zum Arzt: Bei Fieber oder starken Schmerzen

Schulmedizin: Medikamente je nach Ursache, Ohrentropfen, Antibiotika

Heilpflanzen: Angelika, Hirtentäschel, Holunder, Lavendel, Melisse, Schafgarbe

Rezepte: Zwiebelsäckchen: Seite 103

Hausmittel: Schwedenkräuter

Rheuma - Arthritis

Rheuma ist eine große Gruppe von Krankheiten, die durch das körpereigene Immunsystem ausgelöst werden.

Die häufigste Rheumaform ist die Polyarthritis, bei der sich die Gelenke chronisch entzünden.

Wann zum Arzt: Bei Verdacht auf Rheuma

Schulmedizin: Entzündungshemmende Medikamente, Schmerzmittel

Heilpflanzen: Birke, Brennnessel, Goldrute, Holunder, Johanniskraut, Kamille, Löwenzahn, Meerrettich, Melisse, Pfefferminze, Schachtelhalm, Schafgarbe, Thymian, Wacholder

Rezepte: Bären-Balsam: Seite 126

Hausmittel: Umschläge, Schlagen mit Brennnesseln, Schwedenkräuter

Rückenschmerzen - Hexenschuss

Zahlreiche Menschen leiden manchmal oder ständig unter Rückenschmerzen. Rückenschmerzen werden häufig durch Haltungsfehler, mangelnde Rücken-Muskulatur und Überlastungen ausgelöst.

Ein Hexenschuss sind Rückenschmerzen, die plötzlich auftreten oder ohne dass man weiß, warum auf einmal der Rücken schmerzt.

Bei einem sehr starken Hexenschuss, der mit Lähmungen einhergeht, sollte man unbedingt schnellstens den Arzt aufsuchen.

Einen einfachen Hexenschuss kann man oft auch selbst behandeln.

Wichtig ist es, dass die betroffene Stelle, meist die Lendenwirbelsäule, warm gehalten wird, damit sich die Muskeln entkrampfen.

Ein warmer Johanniskraut-Umschlag, eventuell mit einer Wärmflasche verstärkt, kann die gereizten Nerven beruhigen und die Schmerzen lindern.

Wann zum Arzt: Bei Lähmungserscheinungen oder starken Schmerzen

Schulmedizin: Schmerzmittel, Salben, Gymnastik

Heilpflanzen: Sternanis, Johanniskraut, Baldrian, Ingwer, Kamille, Lavendel, Pfefferminze

Ätherische Öle: Angelika, Anis, Cajeput, Fenchel, Ingwer, Lavendel, Melisse, Muskatellersalbei, Pfefferminze, Rosmarin, Sandelholz

Hausmittel: Wärmflasche, Heilerde, Schwedenkräuter

Verhalten: Bewegung, Muskelstärkung

Schlaflosigkeit

Schlafstörungen hängen häufig mit zu viel Stress am Tag zusammen. aber auch hormonelle Schwankungen oder einige Erkrankungen können Schlaflosigkeit bewirken.

Bei fehlendem Schlaf ist man tagsüber oft müde und leistungsschwach.

Um besser einschlafen zu können, braucht man ein abendliches Ritual, damit das Unbewusste merkt, dass es Zeit zum Schlafen ist. Außerdem sollte man mindestens eine Stunde vor dem Schlafen das Licht dämpfen und nichts Aufregendes mehr tun.

Eine halbe Stunde vor dem Schlafengehen kann man einen beruhigenden Tee trinken oder eine heiße Milch mit Honig.

Wann zum Arzt: Wenn das Leben beeinträchtigt ist.

Schulmedizin: Je nach Ursache, Schlafmittel

Heilpflanzen: Baldrian, Hopfen, Anis, Fenchel, Johanniskraut, Kamille, Lavendel, Linde, Melisse, Pfefferminze, Thymian, Weißdorn

Hausmittel: Heiße Milch mit Honig, Fußbäder, Schwedenkräuter

Verhalten: Schlafrituale einführen, vor dem Bettgehen Licht abdunkeln.

Schmerzen

Schmerzen sind ein häufiges Signal des Körpers, dass etwas nicht in Ordnung ist. Die Ursachen für Schmerz sind mannigfaltig.

Da Schmerz ein Warnsignal ist, sollte er nicht einfach nur blockiert werden, sondern man sollte auch nach der Ursache suchen und diese behandeln.

Wenn die Ursache klar ist und nicht behoben werden kann, geht es in erster Linie um die Schmerzstillung. In der Schmerztherapie hat man herausgefunden, dass es am besten ist, wenn man den Schmerz schon frühzeitig bei seinem Auftreten bekämpft. Dann kann er gar nicht erst stark werden, man kommt mit weniger Schmerzmitteln aus.

Leichte Schmerzen können auch mit Heilkräutern erfolgreich gelindert werden. Bei stärkeren Schmerzen braucht man Medikamente.

Bei Dauerschmerzen sollte man zu einer Schmerzambulanz gehen. Dort findet man Ärzte, die sich auf die Schmerzbehandlung spezialisiert haben.

Wann zum Arzt: Bei starken oder häufigen Schmerzen.

Schulmedizin: Je nach Ursache, Schmerzmittel

Heilpflanzen: Weiden-Rinde, Baldrian, Johanniskraut, Lavendel, Rosmarin

Rezepte: Bären-Balsam: Seite 126

Ätherische Öle: Cajeput, Pfefferminze, Teebaum, Wacholder

Hausmittel: Umschläge, Wärmflasche, Schwedenkräuter

Verhalten: Schmerzen frühzeitig behandeln.

Schnupfen

Beim Schnupfen sind die Schleimhäute der Nase entzündet und sondern Flüssigkeit ab. Diese Flüssigkeit läuft aus der Nase, wenn man sie nicht mit einem Taschentuch ausschneuzt.

Meistens geht ein Schnupfen mit einer Erkältung (siehe Seite 163) einher. Es gibt auch allergisch bedingten Schnupfen, der Heuschnupfen genannt wird, wenn er durch Pollen ausgelöst wird.

Ein Schnupfen kann sehr lästig sein, ist meistens aber nicht gefährlich. Besonders unangenehm ist es, wenn die Nasenschleimhäute zu schwellen und die Nase dadurch verstopft wird. Dadurch wird die Atmung erschwert.

Bei manchen Menschen entwickelt sich ein Schnupfen häufig zu einer bakteriellen Nebenhöhlenentzündung (siehe Seite 182).

Heilkräuter eignen sich nur bedingt zur erfolgreichen Behandlung eines Schnupfens. Mit einem Dampfbad kann man jedoch eine verstopfte Nase befreien.

Wann zum Arzt: Bei Fieber oder Schmerzen im Gesichtsbereich.

Schulmedizin: Nasentropfen

Heilpflanzen: Frauenmantel, Holunder, Kamille, Linde, Pfefferminze, Schafgarbe

Ätherische Öle: Cajeput, Pfefferminze, Teebaum

Hausmittel: Gesichtsdampfbad, Schwedenkräuter

Schuppenflechte - Psoriasis

Die Schuppenflechte ist eine chronische Hauterkrankung. Es kommt zu geröteten Hautpartien mit silbriger Abschuppung.

Wenn die Behandlung zu Hause nicht hilft, kann ein Aufenthalt am toten oder am roten Meer gute Hilfe leisten.

Wann zum Arzt: bei Verdacht auf Schuppenflechte

Schulmedizin: Salben, Meersalz-Behandlung, Omega-3-Fettsäuren

Heilpflanzen: Aloe vera, Kamille, Lavendel, Schafgarbe

Hausmittel: Propolis, Schwedenkräuter

Schwindel

Schwindel ist eine sehr häufige Gesundheitsstörung, die verschiedene Ursachen haben kann. Häufige Ursachen sind Hormonschwankungen oder neurologische Störungen. Auch Durchblutungsstörungen im Gehirn, hoher und niedriger Blutdruck können zu Schwindel führen.

Da Schwindel das Gleichgewicht und die Verkehrstüchtigkeit beeinträchtigen kann, sollte man ihn sorgfältig behandeln, sofern man die Ursache herausfinden kann.

Wann zum Arzt: Bei häufigem Schwindel

Schulmedizin: Je nach Ursache

Heilpflanzen: Lavendel, Mistel, Ringelblume, Rosmarin, Schafgarbe

Hausmittel: Schwedenkräuter

Verhalten: Ruhig atmen, festhalten, Kopf langsam drehen.

Schwitzen - Schweißausbrüche

Normalerweise ist Schwitzen eine gesunde Körperfunktion, die dazu dient, den Körper zu kühlen.

Bei manchen Menschen kommt es jedoch zu vermehrter Schweißbildung, beispielsweise in den Wechseljahren, als eigenständige Erkrankung oder bei schweren Allgemeinerkrankungen.

Wann zum Arzt: bei ungeklärten Nachtschweißen

Schulmedizin: Schweißhemmende Mittel

Heilpflanzen: Salbei, Thymian

Ätherische Öle: Salbei

Hausmittel: Kaltwasser-Anwendungen

Verhalten: Nicht zu warm anziehen, kalt duschen.

Sodbrennen

Bei Sodbrennen steigt die Magensäure in die Speiseröhre auf und verursacht brennende Schmerzen.

Häufig wird Sodbrennen durch zu süßes oder fettes Essen oder zu viel Kaffe oder Alkohol verursacht. Auch Stress, Rauchen, Zwerchfellbruch oder Übergewicht können Sodbrennen verursachen.

Wann zum Arzt: bei häufigem Sodbrennen

Schulmedizin: Säureblocker oder Säure bindende Medikamente

Heilpflanzen: Kamille, Ingwer, Linde, Melisse, Thymian, Wacholder

Teemischung: Verdauungs-Tee: Seite 92

Hausmittel: Schwedenkräuter, Natron, Heilerde

Verhalten: nur kleine Mahlzeiten essen

Übelkeit

Übelkeit kann durch Mageninfektionen, Reisen, Schwangerschaft oder andere Ursachen ausgelöst werden. Bei starker Übelkeit kann es zum Erbrechen kommen.

Sofern die Ursache bekannt ist, sollte man vor allem die Ursache behandeln, was jedoch bei Reisen oder Schwangerschaft gar nicht erwünscht ist.

Die beste Heilpflanze gegen Übelkeit ist der Ingwer. Man kann einen Ingwer-Tee trinken oder frische Ingwer-Wurzel kauen.

Kamille und Pfefferminze können helfen, wenn die Übelkeit in Verbindung mit einem verdorbenen Magen steht.

Wann zum Arzt: Bei unerklärlicher oder häufiger Übelkeit

Schulmedizin: Medikamente

Heilpflanzen: Ingwer, Fenchel, Kamille, Pfefferminze, Ringelblume, Wacholder, Zimt

Teemischung: Verdauungs-Tee: Seite 92

Rezepte: Magen-Bitter: Seite 109

Hausmittel: Akupressur: unter dem Handgelenk massieren, Schwedenkräuter

Übergewicht

Heutzutage ist Übergewicht für viele Menschen ein großes Problem. Die reichliche Ernährung, bequemen Transportmittel und häufig ein verlangsamter Stoffwechsel führen zu vermehrten Fetteinlagerungen. Strenge Diäten bewirken durch den Jojo-Effekt oft weitere Zunahmen.

Eine dauerhafte Gewichtsabnahme erreicht man nur durch Ernährungsumstellung, viel Bewegung und eine Stoffwechsel-Belebung.

Heilkräuter können dabei helfen, den Stoffwechsel zu beleben und den Appetit in die richtigen Bahnen zu lenken.

Wann zum Arzt: Bei Beschwerden durch starkes Übergewicht

Schulmedizin: Diät, Sport, evtl. Operationen

Heilpflanzen: Birke, Brennnessel, Holunder, Salbei, Spitzwegerich, Zimt

Teemischung: Stoffwechsel-Tee: Seite 96

Hausmittel: Schwedenkräuter, Apfelessig-Kur vor dem Frühstück

Verhalten: Wasser trinken vor den Mahlzeiten, kalorienarm ernähren, viel Sport

Verdauungsstörungen

Die Verdauung kann die verschiedensten Störungen aufweisen. Meistens meint man mit Verdauungsstörungen jedoch, wenn die Verdauung der Nahrung einfach nicht optimal funktioniert und es zu Völlegefühl, Drücken, Blähungen, leichten Schmerzen und eventuell Verstopfung kommt.

Viele Heilpflanzen können gegen Verdauungsbeschwerden helfen. Vor allem bitter schmeckende Heilpflanzen regen die Verdauungsorgane zum Arbeiten an.

Wann zum Arzt: Bei starken Verdauungsbeschwerden

Schulmedizin: Je nach Ursache

Heilpflanzen: Aloe vera, Angelika, Anis, Fenchel, Johanniskraut, Kamille, Löwenzahn, Meerrettich, Pfefferminze, Ringelblume, Salbei, Schafgarbe, Thymian, Wacholder, Wegwarte, Zimt

Teemischung: Verdauungs-Tee: Seite 92

Rezepte: Magen-Bitter: Seite 109

Hausmittel: Heilerde, Wärmflasche, Schwedenkräuter

Verletzungen

Verletzungen sind ein sehr allgemeiner Begriff für die Folgen von Unfällen aller Art. Bei Verletzungen kann es zu offenen Wunden aber auch zu Prellungen, Quetschungen, Muskelzerrungen, Bänderrissen und anderen Problemen des Bewegungsapparates, der Haut oder innerer Organe kommen.

Die Behandlung hängt stark von der Schwere und Art der Verletzung ab.

Eine schwere Verletzung sollte natürlich vom Arzt oder im Krankenhaus behandelt werden.

Aber eine normale Beule oder ein leicht verknackster Fuß kann auch zu Hause mit den Mitteln der Hausapotheke erfolgreich behandelt werden.

Bei den meisten nicht blutigen Verletzungen hilft Eis-Kühlung, um eine Schwellung und die Schmerzen zu verringern.

Bei blutigen Verletzungen ist es wichtig, dass die Wunde gesäubert und die Blutung möglichst bald gestillt wird. Eine einfache Blutung kann durch Druck auf die Wunde gestoppt werden. Es gibt auch blutstillende Sprays im Handel. Eine blutende Wunde sollte mit einem Pflaster oder einem kleinen Verband geschützt werden.

Wann zum Arzt: Bei starkem Blutverlust, Schmerzen, Bewegungsproblemen.

Schulmedizin: Je nach Ursache, Wunden nähen, Knochenbrüche richten und schienen, Schmerzen stillen.

Heilpflanzen: Arnika, Johanniskraut, Aloe vera, Kamille, Lavendel, Melisse, Ringelblume, Rosmarin, Spitzwegerich, Thymian,

Rezepte: Bären-Balsam: Seite 126, Muskelentspannungs-Creme: Seite 132

Hausmittel: Alaun, Propolis, Schwedenkräuter, Kälteanwendungen

Verhalten: Verletzte Körperstellen schonen.

Verspannungen

Durch Büroarbeit, langes Sitzen oder Fehlbelastungen kommt es häufig zu Verspannungen. Besonders häufig treten Verspannungen im Schulter-

Nackenbereich auf. Auch der Rücken und andere Körperteile können von Verspannungen betroffen sein.

Infolge von Verspannungen kann es zu Kopfschmerzen oder Rückenschmerzen kommen.

Wärme und Massagen helfen gut gegen Verspannungen.

Gute Erfolge gegen chronische Verspannungen bietet auch Muskeltraining, denn starke Muskeln sind den Herausforderungen des Lebens besser gewachsen und müssen sich daher nicht mehr verspannen.

Wann zum Arzt: Bei starken Beschwerden

Schulmedizin: Schmerzmittel, Salben

Heilpflanzen: Johanniskraut, Baldrian, Lavendel, Wacholder

Teemischung: Muskelentkrampfungs-Tee: Seite 95

Rezepte: Bären-Balsam: Seite 126, Muskelentspannungs-Creme: Seite 132

Hausmittel: Wärmflasche, Wärmeanwendungen, Schwedenkräuter

Verhalten: Gymnastik, Muskeltraining, Massage

Verstopfung

Sehr viele Menschen leiden heutzutage unter Verstopfung. Diese wird durch Bewegungsmangel und zu wenig trinken begünstigt.

Auch eine ballaststoffarme Ernährung kann die Entstehung von Verstopfung fördern.

Die Verstopfung sollte so sanft wie möglich behandelt werden, denn starke Abführmittel machen schnell abhängig.

Zur sanften Behandlung der Verstopfung bieten sich zahlreiche Heilpflanzen an. Auch mit Leinsamen oder Flohsamen kann man die Verdauung verbessern.

Wann zum Arzt: Bei starker Verstopfung

Schulmedizin: Abführmittel

Heilpflanzen: Aloe vera, Brennnessel, Kamille, Linde, Löwenzahn, Meerrettich, Mistel, Ringelblume, Rosmarin, Spitzwegerich, Wegwarte

Teemischung: Verdauungs-Tee: Seite 92

Hausmittel: Flohsamen, Leinsamen, Schwedenkräuter

Verhalten: viel trinken, ballaststoffreich essen.

Warzen

Warzen sind Hautgewächse, die durch Viren verursacht werden. Eine geschwächte Haut begünstigt das Wachstum von Viren.

Es gibt mehrere Heilpflanzen, z.B. Thuja oder Schöllkraut, mit deren Tinktur man Warzen regelmäßig (mehrmals täglich) betupfen kann. Dadurch werden die Viren abgetötet und die Warzen sanft verätzt. Nach einer Weile fallen die Warzen ab.

Wann zum Arzt: Wenn Warzen stören

Schulmedizin: Vereisen, Lasern, chirurgische Entfernung

Heilpflanzen: Thuja, Schöllkraut, Ringelblume

Hausmittel: Knoblauch, Propolis, Besprechen, Schwedenkräuter

Wechseljahrsbeschwerden

In den Jahren zwischen 40 und 60 erleben die meisten Frauen ihre Wechseljahre. Die Funktion der Eierstöcke lässt allmählich nach und die Hormonproduktion wird unregelmäßig und weniger.

Einige der Betroffenen leiden in dieser Zeit unter verschiedenen Beschwerden, z.B. unter Hitzewallungen, Kopfschmerzen, Übergewicht.

Siehe: www.gesundheitsratgeber-wechseljahre.de

Wann zum Arzt: bei starken Beschwerden

Schulmedizin: Hormon-Ersatz-Therapie

Heilpflanzen: Mönchspfeffer, Traubensilberkerze, Angelika, Baldrian, Fenchel, Frauenmantel, Johanniskraut, Melisse, Pfefferminze, Ringelblume, Salbei, Schafgarbe, Thymian, Weißdorn

Teemischung: Frauen-Tee: Seite 96

Hausmittel: Kaltwasser-Anwendungen,

Verhalten: Sport, Yoga

Wunden

Wunden sind offene Verletzungen der Haut. Sie können durch Unfälle oder auch Störungen von innen entstehen (z.B. offenes Bein).

Die Behandlung hängt stark von der Schwere und Art der Wunde ab.

Eine einfache, offene Wunde durch eine kleine Verletzung heilt meist problemlos ab. Man kann sie durch ein Pflaster oder einen kleinen Verband schützen.

Problematisch sind hingegen schlecht heilende Wunden oder entzündete Wunden. Wenn eine Wunde nicht heilen will, hängt dies häufig mit einer schlechten Durchblutung zusammen, beispielsweise durch Diabetes, Arteriosklerose, Wundliegen oder Krampfadern. Dann ist es wichtig, die Durchblutung zu verbessern.

Bei entzündeten Wunden sind nach der Verletzung meistens Bakterien oder andere Krankheitserreger in die Wunde eingedrungen. Dann ist es wichtig, die Krankheitserreger zu bekämpfen.

Bei schlecht heilenden oder infizierten Wunden sollte man sich nicht scheuen, den Arzt zu Rate zu ziehen. Denn sonst besteht die Gefahr, dass aus der Wunde ein Dauerproblem wird.

Wann zum Arzt: Wenn Wunden groß sind, stark bluten, nicht heilen oder entzündet sind.

Schulmedizin: Antibiotika, Salben, Wundversorgung

Heilpflanzen: Ringelblume, Kamille, Aloe vera, Goldrute, Lavendel, Melisse, Schafgarbe, Sonnenhut, Spitzwegerich, Thymian

Ätherische Öle: Teebaum, Geranie, Kamille, Lavendel, Rose, Thymian

Hausmittel: Propolis, Honig, Heilerde, Schwedenkräuter

Weitere Bücher von Eva Marbach

Eva Marbach hat weitere Bücher über Heilkräuter und andere Gesundheitsthemen geschrieben.

Hier eine kleine Auswahl:

Heilen mit Schwedenkräutern

Das bewährte Hausmittel gegen zahlreiche Gesundheitsbeschwerden.

In diesem Buch erfahren Sie, wie man Schwedenkräuter zubereitet und anwendet. Zum besseren Verständnis gibt es dazu Foto-Anleitungen. Für viele Krankheiten finden Sie genaue Anleitungen zur gezielten Anwendung der Schwedenkräuter.

ISBN-13: 978-3-938764-08-4 - 144 Seiten - 14,80 Euro

Heilen mit Propolis

Die Hausapotheke aus dem Bienenvolk.

In diesem Buch erfahren Sie wie man Propolis zubereitet und anwendet. Zum besseren Verständnis gibt es dazu Foto-Anleitungen. Für viele Krankheiten finden Sie Anleitungen zur gezielten Anwendung von Propolis. Auch andere Heilmittel aus dem Bienenstock, wie Honig, Bienenpollen und Gelee Royal, werden vorgestellt.

ISBN-13: 978-3-938764-12-1 - 96 Seiten - 9,80 Euro

Schüssler-Salze Hausapotheke

Alle 27 Salze erklärt und über 1200 Heilanwendungen

In diesem Buch werden die zwölf Funktionsmittel, die fünfzehn Ergänzungsmittel und die sieben Ergänzungsmittel nach Joachim Broy ausführlich vorgestellt. Sie erfahren, wie die Schüßler-Salze wirken und wie Sie sie anwenden können. Behandlungshinweise für über 1200 körperliche und seelische Anwendungsgebiete machen das Buch zu einem wertvollen Nachschlagewerk.

ISBN-13: 978-3-938764-11-4 - 204 Seiten - 19,80 Euro

Heilkräuter im Internet

Im Internet finden Sie auf zahlreichen Webseiten Informationen über Schwedenkräuter.

Speziell zu dem vorliegenden Buch gibt es eine extra Webseite, auf der Sie alle Seiten lesen und durchsuchen können:

Webseite zum Buch:

www.heilkraeuter-hausapotheke.de

Webseiten über Heilkräuter

Hier finden Sie die Internetadressen von unseren weiteren Heilkräuter-Projekten:

www.heilkraeuter.de
Heilkräuter-Lexikon, Kräuterwanderungen und vieles mehr.

Webseiten über andere Gesundheitsthemen

www.heilen-mit-schwedenkraeutern.de
Das bewährte Hausmittel gegen zahlreiche Gesundheitsbeschwerden.

www.heilen-mit-propolis.de
Die Hausapotheke aus dem Bienenvolk.

www.schuessler-salze-liste.de
Schüssler-Salz-Seite mit Infos und Antlitzdiagnose.

www.homoeopathie-liste.de
Über 250 Arzneimittelbilder, Konstitutionstherapie, Potenzen.

www.lexikon-der-aromatherapie.de
Ätherische Öle, Wirkungsweise, Anwendungen.

www.naturkosmetik-selbstgemacht.de
Rezepturen, Foto-Anleitungen, Zutaten, Kräuteröle.

www.akupressurpunkte-liste.de
Gesundheits-Beschwerden mit den Händen behandeln.

www.heilen-mit-wasser.de
Wasser als Heilmittel gegen zahlreiche Beschwerden.

www.euvival.de
Webseiten-Verzeichnis der Autorin Eva Marbach.

Kurzinfo-Heilpflanzenliste

Hier finden Sie eine Liste mit Heilpflanzen und ihren wichtigsten Anwendungsgebieten.

Außer den zwölf Heilpflanzen für die Hausapotheke und den anderen 24 Heilpflanzen, finden Sie hier einige weitere Heilkräuter, die bei der Beschreibung der einzelnen Krankheiten erwähnt werden.

Die wichtigsten Anwendungsgebiete jeder Heilpflanze sind fett dargestellt.

Aloe	**Hautentzündungen**, Geschwüre, Neurodermitis
Angelika	**Verdauungsschwäche**, Erkältung, Kreislaufschwäche
Anis	**Husten**, Asthma, Blähungen, Durchfall, Migräne
Arnika	**Verletzungen,** Beulen, Prellung, Verstauchung
Artischocke	**Leberschwäche**, Gallenschwäche, Gallensteine
Bärentraube	**Blasenentzündung**, Bettnässen, Bronchitis, Durchfall
Baldrian	**Schlaflosigkeit**, Nervosität, Bauchkrämpfe, Migräne
Basilikum	**Migräne**, Kopfschmerzen, Verdauungsschwäche
Birke	**Frühjahrsmüdigkeit**, Allergien, Ödeme, Rheuma
Brennnessel	**Nierenschwäche**, Übergewicht, Frühjahrsmüdigkeit
Fenchel	**Blähungen**, Husten, Gallenkolik, Magenkrämpfe
Frauenmantel	**Frauenkrankheiten**, Durchfall, Ekzeme
Goldrute	**Blasenentzündung**, Ödeme, Rheuma
Hirtentäschel	**Blutungen**, Arteriosklerose, Bluthochdruck
Holunder	**Erkältung**, Fieber, Ödeme, Übergewicht
Hopfen	**Schlaflosigkeit**, Nervosität, Unruhe
Ingwer	**Übelkeit**, Erkältungen, Kopfschmerzen
Jav. Gelbwurz	**Leberschwäche**, Gallenschwäche, Gallensteine
Johanniskraut	**Depressionen**, Verdauungsschwäche, Schmerzen
Königskerze	**Husten**, Asthma, Darmentzündung, Halsschmerzen
Kamille	**Verdauungsbeschwerden**, Erkältung, Halsschmerzen
Lavendel	**Nervosität**, Bluthochdruck, Ekzeme, Kopfschmerzen
Linde	**Fieber**, Erkältung, Kopfschmerzen, Schlaflosigkeit
Löwenzahn	**Leberschwäche**, Appetitlosigkeit, Rheuma

Mariendistel	**Leberschwäche**, Gallenschwäche, Gallensteine
Meerrettich	**Nebenhöhlenentzündung**, Blasenentzündung, Husten
Melisse	**Nervosität**, Herpes, Schlafstörungen, Unruhe
Mistel	**Bluthochdruck**, Arteriosklerose, Herzschwäche
Mönchspfeffer	**Östrogen-Dominanz**, PMS, Wechseljahrsbeschw.
Pestwurz	**Migräne**
Pfefferminze	**Verdauungsbeschwerden**, Erkältung, Schmerzen
Ringelblume	**Hautprobleme**, Verdauungsbeschwerden, Schwindel
Rosmarin	**Niedriger Blutdruck**, Erschöpfung, Müdigkeit
Rosskastanie	**Krampfadern**, Arteriosklerose, Hämorrhoiden
Salbei	**Halsschmerzen**, Schwitzen, Erkältung, Geschwüre
Schachtelhalm	**Blasenschwäche**, Bindegewebsschwäche, Rheuma
Schafgarbe	**Frauenkrankheiten**, Blutungen, Entzündungen
Schöllkraut	**Warzen**
Sonnenhut	**Erkältung**, Abszesse, Bronchitis, Offene Beine
Spitzwegerich	**Husten**, Wunden, Verdauungsbeschwerden, Erkältung
Sternanis	**Neuralgien**, Hexenschuss, Ischias
Teufelskralle	**Arthrose**, Entzündungen, Rheuma, Gicht
Thuja	**Warzen**
Thymian	**Husten**, Verdauungsbeschwerden, Ekzeme, Wunden
Traubensilber-Kerze	**Wechseljahrsbeschwerden**, Menstruationsbeschwerden
Wacholder	**Verdauungsschwäche**, Blasenentzündung, Husten
Wegwarte	**Leberschwäche**, Diabetes, Stoffwechselschwäche
Weide	**Schmerzen**, Fieber, Erkältungen
Weißdorn	**Herzschwäche**, Altersherz, Herzrhythmusstörungen
Zimt	**Diabetes**, Übergewicht, Verdauungsschwäche

Stichwortverzeichnis